医药高等院校创新教材

供高职高专临床医学及其他医学相关专业使用

急诊医学

（第4版）

主　　编　陈旭岩

副 主 编　冯莉莉　芮炳峰

编　　者　（按姓氏汉语拼音排序）

柴润国　廊坊卫生职业学院

陈旭岩　北京清华长庚医院

冯莉莉　北京清华长庚医院

顾　伟　清华大学附属垂杨柳医院

关　键　清华大学第一附属医院

何春来　北京市健宫医院

胡　娜　山东医学高等专科学校

李　巍　唐山职业技术学院

芮炳峰　沧州医学高等专科学校

史　婧　清华大学第一附属医院

徐迪世　清华大学玉泉医院

张　静　首都医科大学附属北京胸科医院

赵　丽　首都医科大学附属复兴医院

朱大卫　遵义医药高等专科学校

科 学 出 版 社

北 京

内 容 简 介

本教材共 10 章，以院前急救、急诊科救治、重症监护为主线编写，力求突出国内外急诊医学领域的新理论和新技术，系统提升学生对常见急危重症患者的救护能力。本教材在内容编写形式上比较新颖，设有案例、链接、医者仁心等模块，以拓宽学生知识面、提升其专业素养。

本教材可供高职高专临床医学及其他医学相关专业学生使用。

图书在版编目（CIP）数据

急诊医学 / 陈旭岩主编 . —4 版 . —北京：科学出版社，2023.7
医药高等院校创新教材
ISBN 978-7-03-075455-4

Ⅰ . ①急… Ⅱ . ①陈… Ⅲ . ①急诊—临床医学—医学院校—教材
Ⅳ . ① R459.7

中国国家版本馆 CIP 数据核字（2023）第 073492 号

责任编辑：池 静 / 责任校对：周思梦
责任印制：赵 博 / 封面设计：涿州锦晖

科 学 出 版 社 出版
北京东黄城根北街16号
邮政编码：100717
http://www.sciencep.com
保定市中画美凯印刷有限公司印刷
科学出版社发行 各地新华书店经销
*
2007年12月第 一 版 开本：850×1168 1/16
2023年7月第 四 版 印张：8 3/4
2024年8月第十二次印刷 字数：266 000
定价：39.80元
（如有印装质量问题，我社负责调换）

前　言

党的二十大报告指出："人民健康是民族昌盛和国家强盛的重要标志。把保障人民健康放在优先发展的战略位置，完善人民健康促进政策。"贯彻落实党的二十大决策部署，积极推动健康事业发展，离不开人才队伍建设。党的二十大报告指出："培养造就大批德才兼备的高素质人才，是国家和民族长远发展大计。"教材是教学内容的重要载体，是教学的重要依据、培养人才的重要保障。本次教材修订旨在贯彻党的二十大报告精神和党的教育方针，落实立德树人根本任务，坚持为党育人、为国育才。

我们积极响应《国家职业教育改革实施方案》的文件精神，从基层卫生人员必须具备的基本理论知识和实践技能出发，参照国家临床执业助理医师考试大纲的要求，结合当前的课程体系编写教学内容，并整合了内、外、妇、儿等各科相关急救知识，将急危重症患者的急救流程进行了整体设计。侧重新进展、新理念的引入，全力培养具有丰富理论知识和实践技能的实用型人才。

本次修订汲取了前三版教材优秀成果的同时，突出以下特色。①思想性：重视医德教育与人文素质教育，将其贯穿于教育全过程，着重培养学生爱伤意识、职业自豪感等。②适用性：内容选择上符合高职高专学生认知特点，深浅度适宜。③先进性：汲取了近几年国内外急救领域的新理论、新观点、新技术。

本教材在编写过程中得到了参编单位的大力支持，在此表示衷心感谢。由于编者专业水平有限，本教材中若有不妥之处，恳请广大读者批评指正，以期不断提升教材质量。

编　者

2023 年 5 月

配 套 资 源

欢迎登录"中科云教育"平台，**免费**数字化课程等你来！

"中科云教育"平台数字化课程登录路径

电脑端

▶ 第一步：打开网址 http://www.coursegate.cn/short/TRCSZ.action

▶ 第二步：注册、登录

▶ 第三步：点击上方导航栏"课程"，在右侧搜索栏搜索对应课程，开始学习

手机端

▶ 第一步：打开微信"扫一扫"，扫描下方二维码

▶ 第二步：注册、登录

▶ 第三步：用微信扫描上方二维码，进入课程，开始学习

PPT 课件，请在数字化课程中各章节里下载！

目　录

第1章　绪论 ······················· 1
　　第1节　概述 ······················· 1
　　第2节　急诊医学的范畴 ··········· 2
　　第3节　急诊医疗服务体系 ········· 3
　　第4节　急诊医学的发展概况 ······ 4
第2章　院前急救 ················· 5
　　第1节　概述 ······················· 5
　　第2节　院前救护的基本配置 ······ 7
　　第3节　突发公共卫生事件的处置 ··· 9
第3章　心搏骤停和心肺复苏 ······ 12
　　第1节　心搏骤停 ················· 12
　　第2节　心肺复苏 ················· 14
第4章　休克 ······················ 22
　　第1节　概述 ······················ 22
　　第2节　常见休克的特点及急救 ··· 29
第5章　常见危重症状的急救处理 ··· 36
　　第1节　急性发热 ················· 36
　　第2节　昏迷 ······················ 39
　　第3节　急性胸痛 ················· 42
　　第4节　急性腹痛 ················· 46
　　第5节　消化道出血 ·············· 50
　　第6节　呼吸困难 ················· 54
　　第7节　晕厥 ······················ 57
　　第8节　头痛 ······················ 59
　　第9节　腹泻 ······················ 62

第6章　急性中毒 ················· 65
　　第1节　概述 ······················ 65
　　第2节　一氧化碳中毒 ············ 70
　　第3节　有机磷中毒 ·············· 73
　　第4节　镇静催眠药中毒 ·········· 76
　　第5节　急性酒精中毒 ············ 78
第7章　常见理化与环境因素所致疾病 ··· 81
　　第1节　电击伤 ··················· 81
　　第2节　溺水 ······················ 82
　　第3节　中暑 ······················ 84
　　第4节　动物咬伤 ················· 86
第8章　创伤急症 ················· 88
　　第1节　概述 ······················ 88
　　第2节　常见创伤的救治 ·········· 91
第9章　常用急救技术 ············ 109
　　第1节　氧疗 ····················· 109
　　第2节　气管插管术与气管切开术 ··· 113
　　第3节　环甲膜穿刺术与环甲膜切开术 ··· 117
　　第4节　胸腔穿刺术及胸腔闭式引流术 ··· 119
　　第5节　中心静脉穿刺置管术 ····· 121
　　第6节　动脉穿刺置管术 ·········· 123
　　第7节　洗胃术 ··················· 125
第10章　常用重症监护技术 ········ 127
参考文献 ···························· 131

第1节　概　述

一、急诊医学的概念

急诊医学（emergency medicine）是研究短时间内对威胁人类生命安全和脏器功能的急重疾病采取紧急救护措施的综合性临床学科，包括院前急救、急诊科救治、危重症监护等。

急救、急诊都属于急诊医学的范畴，急救与急诊是对急危重症患者处理过程中密不可分、相互融合的两个环节：急救侧重于对急危重症患者采用紧急医疗措施，目的是及时为患者提供紧急医疗干预，防止疾病恶化，并尽可能减轻患者痛苦；急诊侧重于在医院急诊科对急危重症患者立即采取的检验检查、诊断、处置的过程。

急救知识的普及程度，是衡量一个地区乃至一个国家的急救医疗反应能力和急救医学水平的重要标准。在我国，随着三级医院和大部分二级医院相继建立急诊科和抢救监护室，急诊医学的临床、教学和科研、科普工作已经全面展开。同时，急诊医疗服务体系也得到不断完善。我国急诊医学事业进入了一个快速发展的时期。

二、急诊工作的特点

急诊工作主要着眼于处理疾病或创伤的最重和最危急的阶段，故急诊工作常表现出如下特征。

1. 紧急性　时间就是生命，急诊工作应该分秒必争、刻不容缓。

2. 突发性　急诊工作所涉及的伤病往往事发突然，无法预料，特别是在一些自然灾害和重大事故时，可能会突然面临大批伤病员需要救护的局面。

3. 连续性　急诊工作具有较大的流动性，急诊的地点可能发生在多个区域，经过现场简单急救处理后的伤病员，往往还需要送往医院急诊科等进行进一步救治。因此，无论是院前急救还是急诊科救治，都应该是一个连续的统一体，要注意保持急诊工作的连续性。

4. 复杂性　急诊患者的病情往往复杂多变，共患病或并发症多、重，常需要有多学科的相互协作。

三、急诊医务人员的基本素质要求

1. 高度的责任心和同理心　急诊工作的特殊性决定了急诊医务人员必须具有高度的责任心和同理心，工作中的任何微小疏忽都可能使患者付出生命的代价。每个急诊医务人员都应该牢记"健康所系，性命相托"，全心全意致力于维护患者生命安全。

2. 全面的临床知识和娴熟的技术　急诊工作涉及内、外、妇、儿等临床各科，且患者病情多变、进展迅速。因此，急诊医务人员必须具备全面的临床知识、娴熟的技术。

3. 良好的身体素质和心理素质　急诊工作的紧急性和突发性，要求急诊工作者必须具有健康的体魄，才能应对长途跋涉、伤员搬运、连续工作等超大负荷量的活动。充满风险与挑战的工作性质，又要求急诊工作者必须具备良好的心理素质，特别是面对突发事件的大批危重伤病员的急救，更要具有临危不乱的应急能力。

4. 具有良好的沟通能力 由于受时间、环境的限制，急诊工作容易发生漏诊、误诊，加之患者家属对抢救效果的期望值高或难以接受在短期内发生的严重不良后果，容易产生医疗纠纷。医护人员要在严格履行岗位职责，牢固树立医疗安全意识和急救意识的同时，掌握与患者家属的沟通技巧。履行告知义务时要注意措辞和语气，使患者家属对不良预后有个接受理解的过程。

第 2 节　急诊医学的范畴

急诊医学范畴按照工作场景分为院前急救、急诊科救治、危重症监护 3 种，它们前后呼应、相互衔接。此外，根据其他分类方式还可分为灾难医学、创伤急救等。

一、院前急救

院前急救（pre-hospital emergency care）是指对遭受各种危及生命的疾病、创伤、中毒、突发公共卫生事件和灾难事故等患者在送达医院之前进行的紧急救护，也称为院外急诊，包括现场急救和向医院转送过程中的途中急救。

院前急救的主要任务：①对危及生命的患者进行现场生命支持和急诊处理；②对突发公共卫生事件和灾难事故现场实施应急医学救援；③做好为特殊重大事件承担意外救护的准备；④承担联络急救中心（站）、医院和上级行政部门的任务。

院前急救是急诊医疗服务体系的重要组成部分，是急诊科救治的前提和基础，在事发现场对伤病员进行及时、正确的初步急救，可以挽救患者的生命并减少伤残，也为下一步的急诊科救治争取宝贵的抢救时机。院前急救需要得到全社会的重视、支持和参与，同时需要在全社会大力普及现场急救知识，增强群众的自我保护意识，使公民掌握基本的自救与互救技能。

二、急诊科救治

急诊科救治是指医院急诊科的医务人员在接到急诊患者后，对其采取的抢救治疗工作。

急诊科的主要任务是承担来院急诊患者的紧急诊疗服务，为抢救患者生命、获得后续的专科诊治提供支持和保障。对于急诊患者，应根据病情采取急诊手术、入院治疗、危重症监护、急诊留观、专科治疗或转院等处理。

三、危重症监护

危重症监护是以危重患者为研究和处理对象，由受过专门培训的医护人员，在具备多种先进的监护设备和救治设备的重症监护病房（intensive care unit，ICU）内，对来自院内外的多种危重症患者进行全面监护与治疗。其研究范围包括多种原因导致的心搏骤停、严重休克，身体各系统的急危重症等。

> **链接**
>
> ### 多器官功能障碍综合征
>
> 多器官功能障碍综合征（multiple organ dysfunction syndrome，MODS）是机体在经受严重的感染、外伤、大手术、休克等损伤后出现两个或两个以上的系统或器官功能障碍，不能维持体内环境稳定的临床综合征。一般认为 MODS 的病因和发病机制是机体受到严重损害因子的侵袭，体液内会出现大量病理性产物，损害各细胞组织从而导致 MODS。MODS 发病急、病情重、预后差，是危重症患者的严重并发症和主要死亡原因之一。

四、灾难医学

灾难指一种突发的、超过受灾地区承受能力的严重损害。突发性的人员伤亡是许多灾难事故的共同特征，因此灾难医学作为急诊医学的一个组成部分，它的研究内容包括各种灾难事件所致人员伤害的救护。灾难救护时应首先做好下列工作：①寻找并救护伤病员；②简明检伤分类，可以使灾难现场有限资源利用效能最大化；③运输和疏散伤病员。

五、创伤急救

创伤急救（trauma care）是急诊医学的重要组成部分，创伤急救基本任务是对伤员进行初级生命支持，并安全转运伤员到相关医院。创伤是外力作用于人体，引起的人体组织或器官的损伤。创伤常见原因包括交通伤、坠落伤、运动损伤、锐器伤、机械伤、跌伤等。创伤局部表现为疼痛、肿胀、压痛，骨折脱位时有畸形及功能障碍，甚至还可能导致大出血、休克、窒息及意识障碍。

1. 创伤评分 为客观地对伤病员的严重程度进行评估，须进行创伤分类，确定救治的具体措施。通常采用创伤指数（TI）判定受伤程度：受伤部位、损伤类型、循环、意识、呼吸5项参数，按其异常程度记为1分、3分、5分和6分，相加求得积分即为TI值。TI值5～7分为轻伤；8～17分为中重度伤；＞17分为极重伤。急救人员应将TI＞10分的伤员送往医院治疗。创伤指数计分方法，见表1-1。

表1-1 创伤指数计分方法

项目	1分	3分	5分	6分
受伤部位	肢体	躯干背部	胸腹	头颈
损伤类型	切割伤或挫伤	刺伤	钝挫伤	弹道伤
循环	正常	BP 80～100mmHg P 100～140次/分	BP＜80mmHg P＞140次/分	无脉搏
意识	倦怠	嗜睡	浅昏迷	深昏迷
呼吸	胸痛	呼吸困难	发绀	呼吸暂停

2. 检伤分类 出现大批量伤员时，急诊人员要识别伤员伤情的轻重缓急，对有生命危险但可以救活的伤员，优先进行救治和转运。我国现采用：红、黄、绿、黑4种颜色的标签（简明检伤分类法）。①红色：危重伤，随时可有生命危险，如心搏骤停、气道阻塞、中毒窒息、活动性大出血、休克等，为急需进行抢救者；②黄色：重伤，病情严重，应尽早得到抢救，如严重创伤、多处骨折，急性中毒、昏迷等；③绿色：轻伤，伤员神志清醒，身体受伤但不严重，可稍后处理；④黑色：确认已经死亡或无法救活。初步检伤分类后，现场急救人员应立即给已受检的伤病员配置不同颜色的标签，以表明该伤病员伤势病情的严重程度，也由此确定其应该获得救护、转运先后的顺序。

第3节 急诊医疗服务体系

急诊医疗服务体系（emergency medical service system，EMSS）是在急诊医疗体系的基础上通过强化服务理念而形成的以更加有效地抢救急危重症患者为目的的系统，急诊医疗服务体系包括多方面内容。

1. 院前急救通信联络 目前我国设置全国统一号码为"120"的急救电话，城市的主要医疗机构还设立有急救专线电话，以确保在特急情况下"随叫随通"。利用通信卫星或无线电通信系统进行通信联络，定位准确，且具有快速灵活、便于调度指挥的特点。

2. 院前急救运输工具　目前多数地区急救运输工具以救护车为主，但在沿海、林牧区及有条件的城市，可以根据急救工作需要积极配置急救直升机或快艇；在情况紧急时，有关部门应向具有快速运输工具的单位和组织提出援助请求，任何单位都应积极予以支援。各级政府和急救医疗指挥部在特急情况下，有权调用本地区各部门和个体运输工具，执行临时性急救运送任务。

3. 院前急救人员组成　院前急救人员由急救医疗单位人员、综合医院的医务人员和红十字会初级卫生人员3部分组成。急救人员原则上要求有较丰富的临床经验和较强的应急能力，具有独立操作能力。急救人员应以急诊内、外科医生和护士为主。

4. 急救医疗物资的配备　应由卫生行政部门提出统一要求，实行规范化管理。各医疗单位应根据统一要求将物资装配齐全、完善，由专人管理，放置于固定地点，定期检查更换，以便能随时投入抢救。

5. 现场急救与安全转运　详见第二章院前急救。广泛开展群众性卫生救护训练，一旦发生意外伤害事故，群众在专业医护人员到达现场之前能正确、及时地进行自救和互救。

6. 急诊科救治　伤病员进入医院急诊科以后的救治工作。

7. 重症监护病房　是集中收治危重病患者的医疗单元，在重症监护病房中可对患者进行全面系统的检查、准确的监测、及时的治疗和护理，以最大限度地保证患者的生命安全，并有效地提高抢救成功率。

第4节　急诊医学的发展概况

我国急诊医学的发展经历了3个阶段。①第一阶段：三级以上医院成立急诊科，采取急诊分诊和专科支援方式来解决临床急诊的医疗问题；②第二阶段：急诊学科逐渐形成，能解决大多数的内、外科急诊问题，能对急危重症患者做好初期评估和处理，能进行危重症监护和生命、器官功能支持；③第三阶段：急诊医学专业逐步形成，急诊医学教育列入医学院校教学课程，培养出综合性跨专业的急诊工作人员。

目前我国城市基本上都已建立了急救中心，各级医院都建立了急诊科（室），现代化的急救医疗服务体系已初步形成。我国的急诊医学正向队伍专业化、设备现代化、工作社会化、组织网络化、教育规范化方向迈进。

（陈旭岩　芮丙峰）

第2章
院前急救

第1节 概　　述

　　院前急救是指在到达医院之前对急危重症患者进行的紧急救护，包括现场和转运过程中的紧急处理，其目的是挽救生命、减少伤残。在此期间，采取的处置包括气道管理（如手法开放气道、经口和经鼻气道辅助通气、球囊面罩通气）、心肺复苏和自动体外除颤、出血控制及骨折和脊柱固定等。

　　院前急救是急救医疗服务体系中的第一个重要环节。对急危重症患者，时间就是生命，特别是对心搏骤停患者，相差几分钟就关系到患者的生死存亡，如猝死患者抢救的最佳时间是4分钟、严重创伤患者抢救的黄金时间是30分钟。近些年，人们已经初步认识到现场急救的重要性，基本原则是对所有急性疾病和创伤患者必须先救后送，而非先送后救。

　　院前急救能力是评估整个地区对各种灾害的应急防御能力，可衡量一个城市，乃至一个国家的急救医疗服务体系是否完善。

一、院前急救的特点

　　院前急救所抢救的对象，所处的环境、条件与在医院内急诊科情况大不相同，因此，了解院前急救的特点对于有序组织急救工作和提高急救效率具有重要意义。院前急救的特点可表现在以下几个方面。

　　1. 情况紧急　院前急救首先体现在患者病情急、重，时间就是生命，必须要做到分秒必争。要求急救设备完好齐全、救护人员随时待命。急救中心接到呼救时，救护人员必须立即奔赴现场投入抢救，就地抢救与加强转运途中抢救并重。其次还表现在患者和家属心理上的紧张和恐惧，他们认为到了医院才有安全感，因此要求尽快送至医院，这就要求救护人员要做好心理疏导、迅速救治和运送患者，以满足患者及家属需求。

　　2. 条件艰难　院前急救出诊将面临各种特殊复杂的环境，现场急救条件一般较差，包括气候复杂、交通不便、环境危险和空间狭小等，如在人群拥挤的公共场所或在车辆噪声情况下进行救护，使诊疗工作难以进行，因此要求医护人员要有扎实的急救基本功和娴熟的急救技能。

　　3. 病种复杂　院前急救的患者伤情复杂，常合并多器官受损，要求救护人员在较短时间内对患者病情作出初步评估、诊断和处理，需要救护人员掌握全科的知识和技能，才能更好地完成急救任务。

　　4. 随机性强　院前急救的对象是突然发生的各种急症、创伤、中毒、灾难事故的患者，疾病种类多样化，呼叫无时间规律、无地域限制，患者成批、集中出现时不仅需要在场人员参与急救，往往还需要呼叫场外更多的人员参与急救。因此，需要向公众普及急救知识和技能并督促相关部门制订应急预案，以便在突发事件发生时及时进行自救、互救和专业救援。

　　5. 对症急救　由于院前急救时间紧迫和辅助检查手段匮乏，医护人员在现场的主要任务是对症实施急救，采用各种对症治疗的措施稳定患者的生命体征。在入院前最大限度地维护和保证患者的生命是院前急救的主要任务。

二、院前急救的任务

1. 现场急救　坚持先救后送的重要原则。如外伤大出血的患者必须先进行止血处理后再运送，可减少失血性休克发生的可能性或降低休克程度；又如对心搏呼吸骤停的患者必须先进行心肺复苏才能使患者有得救的希望。

2. 搬运　经过现场初步处理后，必须把伤病员及时送到合适的医院进行下一步急救处理，在这个转送过程中，及时正确地搬运不但可以减少患者的痛苦，还可避免造成新的损伤而导致残疾或死亡。最常用的方法有担架搬运法、徒手搬运法等。对脊椎骨折患者必须三人同时搬运，托住头颈、胸腰、臀部和双腿，切忌一人搬头、一人搬腿的双人搬运方式。

3. 监护运送　医疗急救运送是院前急救的重要组成部分，是连接急救医疗服务体系的一个重要的链条，要把单纯的患者转运工具——急救车改造成为抢救危重患者的"流动医院"，成为医务人员院前抢救的场所。

三、院前急救的基本原则

院前急救的总任务是采取及时有效的急救措施和技术，最大限度地减少患者的疾苦。主要实施对症治疗，维护生命器官的功能，以救命为主并降低致残率。院前急救必须遵守以下原则。

1. 先救命后治病　现场急救应强调先救命，再治伤，后辨病。

2. 先复苏后固定　如遇有心搏呼吸骤停又合并骨折的患者，应首先实施心肺复苏术，直至自主循环恢复后，再进行骨折的固定。

3. 先止血后包扎　如遇大出血又有明显伤口的患者，应首先止血，再清理伤口、进行包扎。

4. 先重伤后轻伤　如遇批量患者时，应优先抢救危重者，后抢救轻者。

5. 先救治后运送　对于急诊患者，先送后救，常会延误最佳的抢救时机，增加致残率和病死率，因此要求先救后送。

6. 搬运与急救的一致性　在搬运患者尤其是危重患者时，搬运者要互相配合，尽量减少患者的痛苦。搬运途中须不间断地施救，避免死亡的发生。

四、院前急救的实施

（一）体位的摆放

1. 复苏体位　即平卧位，在不影响急救处理的情况下，一般清醒患者、转运途中需要进行心肺复苏的患者均可采用平卧位，此体位可使患者得到最大程度地放松，并保持气道开放，防止误吸。操作方法：协助患者去枕平卧，保持呼吸道通畅，头偏向一侧，双臂平放于胸前或身体两侧。体位摆放完成后应给予保暖，对清醒患者给予心理安慰。

2. 昏迷体位　对于昏迷患者，尤其伴有剧烈呕吐的患者，为防止误吸，可在急救现场给予昏迷体位的摆放，此体位可最大程度地保护患者气道，防止大量呕吐物误吸，适用于颅压升高、酒精中毒等患者，操作时应注意合并创伤的患者需要进行脊柱保护。操作方法：①将患者单侧上肢外展；②将患者另一上肢屈曲置于胸前；③同侧下肢屈曲；④救护人员双手分别置于患者同侧肘关节及膝关节处；⑤以患者脊柱为轴转动患者躯体，使其翻转为屈膝侧卧位，调整头部角度保持呼吸道通畅（图2-1）。如合并脊柱外伤应避免此操作，如确实有必要使用此体位，可在充分固定脊柱情况下酌情使用。

（二）清除气道异物与开放气道

为保证患者呼吸道通畅，尤其是意识不清的患者，需要采取相应手法使患者气道保持开放，常用的有抬头举颏法与双手托颌法。

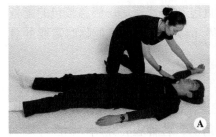
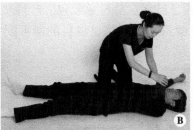
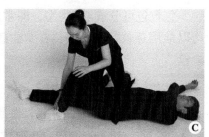
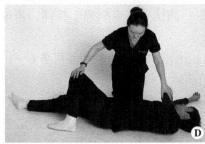
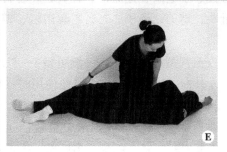

图2-1　昏迷体位的摆放方法

（三）监护与氧疗

对于急性疾病的患者，必要的监护可及时观察患者生命体征的变化，为临床治疗提供及时的依据与保障，合适的氧疗可以缓解患者不同程度的缺氧，需注意根据基础疾病不同选择适当的氧疗方式，应注意避免医源性损伤与慢性阻塞性肺疾病患者的二氧化碳潴留。

（四）建立有效静脉通路

快速建立有效的静脉通路是院前救治的重要环节，尤其是对于生命体征不稳定的患者至关重要，既可进行补液，还可作为紧急情况下快速给药的途径。推荐使用静脉留置针，可根据患者血管条件选择手背及前臂浅表静脉。由于院前无法实现无菌操作，一般不推荐使用中心静脉置管。

（五）急救药品的使用

如无特殊情况，初始建立静脉通路推荐使用生理盐水（0.9%氯化钠溶液），后根据病情可考虑给予5%葡萄糖注射液或5%葡萄糖氯化钠注射液。抢救药物根据患者具体病情酌情给予。

（六）心肺复苏术及电复律

心肺复苏术及电复律的操作见本书相关章节，需要注意的是，院前心肺复苏应从接到派车指令后联系患者时即判断是否需要心肺复苏术，如果有必要，可通过电话指导旁观者进行心肺复苏，直到救护车到达现场，由急救医生继续进行心肺复苏，并进一步评估患者病情，考虑是否需要给予电复律或使用自动体外除颤器（automated external defibrillator，AED）。院前心肺复苏的另一要点是在建立高级气道过程中、转运途中都要尽量保证不间断地进行心肺复苏。

第2节　院前救护的基本配置

一、急 救 包

急救包是医务人员深入现场进行急救工作不可缺少的工具。急救包要以最小的体积容纳尽可能完备的药物和器械。急救包必须材质坚固，能够保证所装药品和器械不会由于路途颠簸或雨水浸淋等恶劣条件下而损坏。因此，急救包一般选用皮革制成，也可由质量较好的帆布或木材制作。

急救包可分成4种类型，即常用急救包、外科急救包、产科急救包和插管箱。一般急救包的配备均以常用急救包为基础，在专业急救机构或医院急诊科酌情可配备外科、产科等其他临时需要的急救包。

（一）常用急救包（箱）

1. 器械和敷料 听诊器、血压计、体温计、舌钳、开口器、压舌板、口咽通气道、氧气面罩或鼻导管、叩诊锤、手电筒、止血带、针灸针，各种型号的一次性注射器，各种腹腔穿刺、胸腔穿刺和心内注射长针头，剪刀、镊子、75%乙醇溶液、碘酊、碘伏（聚维酮碘）棉球，消毒敷料、胶布、绷带等。

2. 药品 安瓿剂型的急救药品一般可备3～5支，比较常用的急救药品可备6～10支，将其分别分类装盒，并在盒外标以醒目的标志，以便使用时一目了然，随手可取。

常用的急救药品如下。

（1）中枢神经兴奋剂 尼可刹米（可拉明）、二甲弗林、盐酸多沙普伦、洛贝林等。

（2）拟肾上腺素药 肾上腺素、多巴胺、去甲肾上腺素、异丙肾上腺素等。

（3）强心药物 地高辛、去乙酰毛花苷、毒毛旋花子苷K等。

（4）抗心律失常药 利多卡因、溴苯胺、胺碘酮、艾司洛尔等。

（5）血管扩张药 硝普钠、硝酸甘油、罂粟碱、酚妥拉明等。

（6）利尿剂 氢氯噻嗪、呋塞米、布美他尼等。

（7）激素类药 地塞米松、垂体后叶素、泼尼松、甲泼尼龙、氢化可的松等。

（8）抗胆碱药 阿托品、山莨菪碱、东莨菪碱等。

（9）镇痛、镇静药 哌替啶、吗啡、苯巴比妥钠、地西泮、氯丙嗪等。

（10）解毒药 纳洛酮、碘解磷定、硫代硫酸钠、亚甲蓝等。

（11）止血药 酚磺乙胺、氨甲环酸、维生素K_1等。

（12）其他 0.9%氯化钠注射液、5%葡萄糖注射液、5%碳酸氢钠注射液、10%葡萄糖酸钙注射液、50%葡萄糖注射液等。

（二）外科急救包

外科急救包要求配备的器械、敷料和药品能够在现场对一般开放性外伤进行初步清创处理、止血、缝合，伤口包扎及骨折固定，以减轻患者疼痛，预防休克发生，为入院后的进一步救治创造条件。

1. 器械和敷料 除常用急救包的器械外还增加了一些外科专用器械，包括大、小止血钳，刀片、刀柄、剪刀、颈托、头部固定器、夹板、缝针、缝线及弯盘等。纱布绷带、弹力绷带、纱布块、三角巾、方巾、洞巾、胶布、棉球、橡皮手套、油纱条等，还应配备大小消毒布单、烧伤衣、保温毯等。

2. 药品 常用皮肤消毒药物如75%乙醇溶液、碘伏，还需备有镇痛、止血、强心、升压等药物，配备各种冲洗液如弱酸、弱碱液体及过氧化氢溶液、生理盐水等，还需配备麻醉药品如普鲁卡因、利多卡因等。

（三）产科急救包

1. 器械和敷料 胎心听诊器、骨盆测量器、结扎脐带和阴道侧切的消毒器械，如弯盘、侧切剪刀、血管钳、持针钳、阴道拉钩、头皮牵引器、手套、大小圆针、角针、缝线及纱布块、消毒巾及绷带等。

2. 药品 以常用急救包为基础，另增加垂体后叶素、催产素等子宫收缩剂，同时配备75%乙醇溶液、碘酊或碘伏棉球等。

（四）插管箱

喉镜、多种型号的喉镜镜片，6.5号、7.0号、7.5号、8.0号气管插管导管，导丝、简易呼吸器、面罩、口咽通气道，10ml注射器及环甲膜穿刺针等。

二、救护车及车内医疗设备

按照国家卫生健康委员会的要求，原则上每5万人口应至少配置1辆救护车，可根据服务半径、服务人口，结合实际情况适当增加车辆。

救护车内的医疗设备必须固定基数、固定位置、定时维修、定时消毒；做好随车记录，坚持车辆维修保养制度，始终保持车辆的完好状态；所有的器械、仪器、药品等都应严格登记，建立完善的档案。

1. 普通监护型救护车的配置标准 ①手提出诊专用急救箱；②插管箱；③微型医用氧气瓶；④转运呼吸机；⑤手持或脚踏吸引器；⑥手提除颤监护仪；⑦便携式心电图机；⑧骨折负压固定装置脊柱板和配套头部固定器；⑨折叠、铲式、车式担架等。

2. 负压监护型救护车的配置标准 ①手提出诊专用急救箱；②呼吸系统急救箱；③循环系统急救箱；④创伤外科急救箱；⑤骨折负压固定装置；⑥电动吸引器；⑦无创呼吸机；⑧全导联心电图机；⑨除颤监护仪；⑩铲式和自动上车担架；⑪防护服等。

第3节 突发公共卫生事件的处置

案例 2-1

"120" 调度中心接到报警，某施工工地宿舍突发煤气爆炸，伤多人且现场已发现明火，消防员正在开展灭火及救援工作。现派遣最近车辆前往现场。

问题： 1. 最先到达现场的医生应该做什么？

2. 院前急救人员如何开展施救？

突发公共卫生事件是指突然发生，造成或者可能造成社会公众健康严重损害的重大传染病疫情、群体性不明原因疾病、重大食物和职业中毒及其他严重影响公众健康的事件。突发公共卫生事件是院前急救工作中的重要部分，与日常急救工作不同的是，由于突发公共卫生事件涉及的患者较多、场所复杂，所需要调配的人员、物资众多，涉及传染病的隔离防护要求较高，需要严格服从指挥并按照突发公共卫生事件应急条例处理。院前急救的工作主要有以下几项。

一、指挥报告工作

第一个到达的车组作为指挥车组，负责检伤分类及现场情况的汇报，当没有上级医生或领导到场时，不得离场，不得私自转运患者。其他车组需严格服从指挥车组的指令，除非特大灾害，一般不需要第二个检伤分类的车组。后续车组负责按照指挥车组安排，优先抢救重患者，并负责按要求转送至医院。每个车组（包括指挥车组）在到达灾害现场、离开现场开始转运、到达医院、交接患者完毕时，须向调度指挥中心报告（共4次）。指挥车组除须进行4次报告外，在初步了解现场情况，有领导到场移交指挥权、更改伤者数量、最终伤者数量和伤情确定及所有患者处理完毕时均须向调度指挥中心报告。

二、检伤分类工作

在保证现场环境安全的前提下，简明检伤分类法通常将患者状况分为4级，见表2-1。

标志	类别	伤情	判断
红卡	第一优先	病情危重，有生命危险，如得到紧急救治，有生存可能	不能行走，不能正确回答问题或按指令做动作，呼吸频率<6次/分或>30次/分，无桡动脉搏动或毛细血管充盈时间>2秒
黄卡	第二优先	病情严重但相对稳定，允许在一定时间内救治	不能行走，能正确回答问题或按指令做动作，呼吸频率为6~30次/分，有桡动脉搏动或毛细血管充盈时间<2秒
绿卡	第三优先	患者可以自行走动，不需要紧急救治	能自行走动
黑卡	死亡	患者无意识、无呼吸和脉搏或已死亡	无意识、无呼吸、无脉搏

表2-1 · 检伤分类法

突发事件现场的检伤分类可参照简明检伤分类法流程进行，见图2-2。

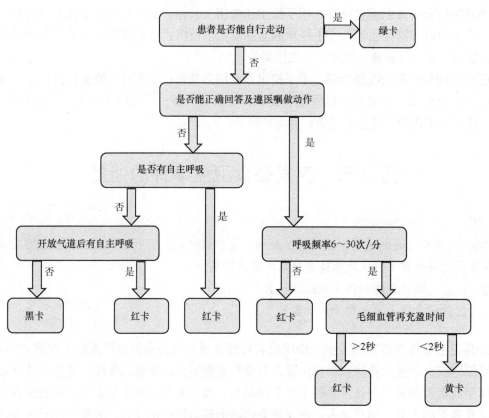

图2-2　简明检伤分类法简易流程图

链接

毛细血管充盈反应（试验）

　　患者取平卧位，使身体各部位基本与心脏处于同一水平。医生用手指压迫患者指（趾）甲或额部、胸骨表面、胫骨前内侧面等皮下组织表浅部位，片刻后去除压力，观察按压局部皮肤颜色变化。

　　（1）撤除压力后，局部皮肤颜色由白转红的时间≤2秒为正常。

　　（2）局部皮肤由白转红时间>3秒，或呈斑点状发红为反应阳性，说明动脉供血不足。

三、传染病隔离防护

　　在疑似或确定传染病事件发生时，急救人员应在前往现场前按照传染病分级标准做好隔离防护。在发生较大突发传染病事件时，应根据上级要求选派隔离转运小组负责传染病患者的转运工作。如有甲类传染病或参照甲类管理的传染病发生时，到达现场后应首先隔离传染源，划分污染区，再按照突发事件流程向调度指挥中心报告事件性质及涉及人员，并按照隔离防护要求将患者闭环转运至指定医院救治。

指定的传染病急救站内需要划分污染区、缓冲区和安全区。急救人员出发前按照传染病分级采取适当的防护措施，完成任务返回后按照传染病分级选择合适的方式进行终末消毒。急救人员接触甲类传染病患者前需要进行三级防护，医护人员完成任务返回后需要进行严格手消毒及防护服表面消毒后方可进入缓冲区，进入缓冲区后按要求脱去防护服，再次进行合理洗消后才可参与日常急救工作。

四、分级救治与转运

在执行大型现场急救任务时，除了第一辆到达现场的急救车作为指挥车组外，其余急救车辆均应作为抢救转运车辆参与救治。救治顺序为先救治持红卡患者，其次救治持黄卡患者，最后救治持绿卡患者。以先救命，后治伤为原则，以开放气道、有效止血、稳定生命体征、尽快转运至有能力的医疗场所为主要目的。现场死亡者由消防或警方管理。

在分级救治与转运过程中，需严格遵照现场指挥，有组织有纪律地开展救治工作，救护车辆在到达现场、离开现场、到达指定医院、与医院交接后均应分别向调度指挥中心进行报告。

（史　婧　李　巍）

第3章
心搏骤停和心肺复苏

我国每年有超过 54 万人发生心搏骤停，但我国心搏骤停患者复苏成功率不足 1%。在发病地点没有及时行心肺复苏术的患者转送至急诊科复苏成功的可能性微乎其微。在现场和转运时对心搏骤停的患者正确实施心肺复苏是决定患者预后的重要因素。

心搏骤停（sudden cardiac arrest）是指各种原因引起的心脏有效收缩和泵血功能停止，造成全身血液循环中断、呼吸停止、意识丧失等。如果处理不及时，可造成全身器官组织不可逆损害而导致患者死亡。心肺复苏（cardio-pulmonary resuscitation，CPR）是针对心搏及呼吸骤停患者所采取的急救措施。复苏的最终目的不仅是挽救生命，而且是减轻和消除中枢神经损害，促使患者恢复脑功能、提高生存质量，所以又称为心肺脑复苏（cardio-pulmonary-cerebral resuscitation，CPCR）。

> **链接**
>
> **鼓励救助行为**
>
> 自 2021 年 1 月 1 日起，《中华人民共和国民法典》正式施行。其中第一百八十四条规定：因自愿实施紧急救助行为造成受助人损害的，救助人不承担民事责任。其用意在于鼓励善意救助者积极勇敢、无后顾之忧地实施见义勇为的善举，降低善意救助人施救的法律风险，充分保护善意救助人的权益，具有重大的社会价值。

第 1 节 心 搏 骤 停

一、心搏骤停的原因

1. 心源性疾病　多种类型的心脏疾病均可通过多种机制导致心室颤动等严重心律失常，从而引起心搏骤停。①冠心病：约占心血管疾病的 80%，包括急性心肌梗死、急性心肌缺血、冠状动脉栓塞。②非粥样硬化性冠状动脉病：先天性冠状动脉畸形、冠状动脉开口狭窄等。③心肌病：肥厚梗阻型心肌病、扩张型心肌病、克山病、病毒性心肌炎或者风湿性心肌病。④主动脉疾病：主动脉夹层、主动脉破裂等。⑤瓣膜性心脏病：瓣膜狭窄或梗阻、二尖瓣脱垂等。⑥其他：心脏压塞、心力衰竭、肺动脉栓塞等。

2. 非心源性疾病　①呼吸系统疾病：重症肺炎、呼吸道梗阻、窒息性哮喘。②神经系统疾病：交感-副交感神经功能失调导致 Q-T 间期延长。脑卒中及脑炎伴发的自主神经功能紊乱。③创伤时交感神经过度兴奋、电解质紊乱及多器官功能衰竭均可引起猝死。④代谢及内分泌紊乱。⑤洋地黄、酒精、三环类抗抑郁药等药物或化学物质中毒所引发致命性心律失常。

二、心搏骤停的分类

1. 心室颤动　简称室颤，是心搏骤停时最常见的心律失常。心室肌纤维呈极不规律、快速的颤动。心电图表现为 QRS 波群消失，代之以形态各异、大小不等的颤动波，频率为 200～400 次/分（图3-1）。

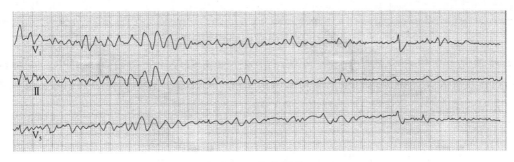

图3-1 心室颤动

2. 无脉性室性心动过速 因心室颤动而猝死的患者，常先发生室性心动过速，心室率为100～250次/分，但大动脉没有搏动。

3. 心脏静止 也称为心室停搏、心室静止，心室完全丧失了收缩活动。心电图呈一直线，或偶有P波，心室没有电活动，可伴有或不伴有心房电活动。

4. 无脉性电活动（pulseless electrical activity，PEA） 也称心电-机械分离。心肌无有效机械收缩功能，脉搏摸不到，但尚有电活动。心电图表现为宽大畸形、振幅较低的QRS波群，频率为20～30次/分（图3-2）。

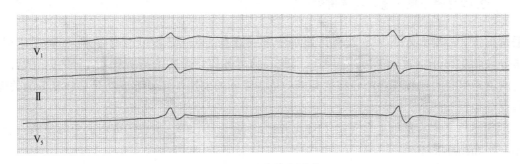

图3-2 无脉性电活动

以上类型在血流动力学上有相同的结果，即心脏丧失有效泵血功能，组织无有效血液灌注，因而可出现相同的临床表现。4种类型中以心室颤动最为常见，心室颤动多发生于急性心肌梗死早期或严重心肌缺血时，是冠心病猝死的最常见原因。心室停搏多见于麻醉意外、外科手术及严重酸碱平衡紊乱等。无脉性电活动多为严重心肌创伤的表现，常见于左心衰竭的终末期，也可见于张力性气胸和急性心脏压塞时。

三、心搏骤停的诊断

判定心搏骤停的依据包括以下3项，也被称为心搏骤停"三联征"。

1. 清醒患者突然意识丧失，呼之不应。

2. 呼吸停止或濒死喘息。

3. 大动脉搏动消失。

一旦发现患者出现意外，在判断患者无意识或无反应、合并呼吸状态异常或无呼吸的同时，可进行脉搏检查（不超过10秒），如未扪及脉搏可假定为心搏骤停并启动心肺复苏。对心搏实际并未停止的患者实施心肺复苏不会增加明显的不良结局。不要等待听心音和测血压，更不要等待心电图证实，不要因等待各项诊断依据均具备才开始抢救而贻误抢救时机。

心肺复苏成功率与时间密切相关

心搏骤停1分钟内实施CPR，成功率＞90%；心搏骤停4分钟内实施CPR，成功率约为60%；心搏骤停6分钟内实施CPR，成功率约为40%；心搏骤停8分钟内实施CPR，成功率约为20%，且预后不良；心搏骤停10分钟内实施CPR，成功率几乎为0。

第2节 心肺复苏

案例3-1

患者，男性，50岁，在医院停车场突然倒地，家属及路人呼救，约2分钟急诊分诊护士到达现场发现患者意识丧失、呼吸停止，颈动脉搏动不能扪及，立即给予胸外心脏按压和球囊面罩通气，随后医生携带除颤仪赶到，评估心律为心室颤动，立即给予电除颤及气管插管后转入急诊抢救室行进一步治疗。

问题：1. 如何判断发生了心搏骤停？

2. 心搏骤停现场急救要点有哪些？

一般情况下，心搏骤停后10～20秒可出现晕厥或抽搐；30～45秒可出现昏迷；60秒后出现呼吸停止；4～6分钟脑组织开始发生不可逆损害。因此心肺复苏应力争在心搏骤停后4分钟内开始，这充分体现了时间就是生命的急救理念。心肺复苏成功是脑复苏的前提，脑复苏成功是心肺复苏的关键。

心肺复苏包括3个阶段。

1. 初期复苏　又称为基础生命支持（basic life support，BLS），为现场进行的急救措施，旨在迅速恢复气体交换和循环灌注。

2. 后期复苏　又称高级生命支持（advance life support，ALS），为专业技术人员借助仪器、设备及药物维持呼吸和循环，旨在达到最好的复苏效果。

3. 复苏后治疗　又称延续生命支持（prolonged life support，PLS），即初期复苏完成后便开始的较长时间的一系列巩固复苏效果，提高复苏价值的进一步系统处理，旨在促进脑功能的恢复及防治多器官功能衰竭。

一、基础生命支持

高质量的基础生命支持是提高心搏骤停患者自主循环恢复率的关键环节，通常可以提供正常血供的25%～30%。基础生命支持包括突发心搏骤停的识别、紧急反应系统的启动、早期心肺复苏、迅速使用自动体外除颤器除颤。早期识别和呼救、早期心肺复苏、早期电除颤构成基础生命支持的生存链。主要包括ABCD 4个要素：即A（airway）开放气道、B（breathing）人工呼吸、C（circulation）人工循环、D（defibrillation）除颤。基础生命支持复苏顺序为C—A—B—D。

（一）评估、判断意识和呼吸

首先观察周围环境，确定无安全隐患。然后判断患者有无意识：轻拍患者肩部，并在其耳边大声呼喊其名字或者"喂！你怎么啦？"，判断患者有无意识及反应。判断是否合并呼吸状态异常或无呼吸，如无意识合并呼吸状态异常或无呼吸，应立即呼救、启动急诊医疗服务体系并立即开始心肺复苏。

（二）呼叫并启动应急医疗服务体系

已经初步确定患者心搏骤停，应立即向周围呼救，请求帮助。并拨打电话启动应急医疗服务体系

（国内一般呼叫"120"）。求救时应向"120"调度员说明急救现场的地点、患病人数及基本情况、已采取的急救措施。作为单独的施救者可先拨打急救电话，然后立刻开始行心肺复苏术。

（三）安置体位

使患者仰卧于硬板床或地面上。如为软床，患者身下应放一硬板，以保证按压时有支撑，但不要为了寻找硬板而错失抢救时机。患者头、颈、躯干平直无扭曲，双手置于躯干两侧。如患者面部向下，翻动患者时，要注意保护患者颈部，可一手托颈一手扶肩，沿身体纵轴整体平行翻转。施救者应立于或跪在紧靠患者胸部一侧，一般为右侧。

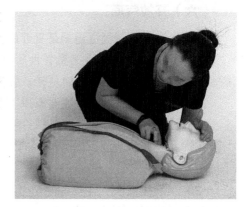

图3-3 触摸颈动脉搏动

（四）检查脉搏

判断患者大动脉搏动，时间应在5～10秒。一般触摸颈动脉。检查方法为用示指及中指指尖触到患者喉结，再滑向一侧以判定颈动脉搏动是否消失（图3-3）。触摸颈动脉搏动时，不要用力太大，以免阻断仅有的血流。如无搏动或无法判断，应立即启动胸外心脏按压。

（五）人工循环

充分的循环支持，是心搏骤停时最先采取的措施。尽可能地保证心、脑等重要脏器的基本血供，减轻缺血过程导致的脏器损伤，以最大程度地提高重要器官功能恢复的可能。其中胸外心脏按压是现场或紧急状态下建立人工循环的首选方法。

1. 按压部位　位于胸骨中下1/3交界处（图3-4）。

2. 按压方法　施救者一手掌根置于按压部位，另一手叠放于其上，双手指相互紧扣，手指离开胸壁，身体上半身前倾，肘关节伸直与患者身体平面垂直，利用上身的重量垂直下压（施救者可根据患者所处位置的高低采用跪姿等不同体位），然后放松手掌根部（手掌根部不离开胸壁），保证按压后胸廓充分回弹，按压与回弹时间相等（图3-5）。按压频率为100～120次/分。按压深度为至少5cm（不超过6cm）。婴儿和儿童按压深度至少达胸廓前后径的1/3，或婴儿按压深度约4cm、儿童按压深度约5cm。

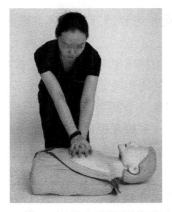

图3-4 胸外心脏按压部位

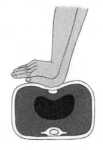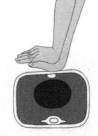

图3-5 胸外心脏按压手法

3. 按压与通气的配合　每组按压通气比为30∶2，每个周期为5组，约2分钟。两人以上进行心肺复苏时，每隔2分钟替换一次，以防按压者因疲劳导致按压质量降低。无论是分析心率、检查脉搏，还是其他治疗措施，应尽量减少中断胸外心脏按压。中断胸外心脏按压时间应＜10秒。

4. 按压并发症 如按压位置不当、用力过猛，可能出现肋骨骨折、胸骨骨折、血气胸、心包积血、肝脾破裂等。复苏时应注意判断，如出现并发症，条件允许时可改为开胸心脏按压等手术救治，如明确判断出现胸肋骨骨折，可实施腹部提压心肺复苏术。

（六）开放气道

开放气道并保持气道通畅是复苏的重要措施。

1. 清除异物 由于昏迷患者舌后坠，呼吸道内的分泌物、呕吐物或其他异物易导致呼吸道梗阻，清理时应将其身体与头部同时侧转，并迅速用一个或两个手指从口角处插入，取出异物，包括义齿。

2. 通畅呼吸道 其方法主要有以下两种。

（1）抬头举颏法 施救者将一手小鱼际置于患者前额，用力后推，使头后仰。另一手的示指与中指并拢，放在患者的下颌骨处，向上举起下颏。头部后仰的程度是使下颌角和耳垂连线与地面垂直（图3-6A）。

（2）双手托颌法 施救者位于患者头侧，用双手托住患者两侧下颌角向上牵拉，使头后仰，同时用双手拇指将下唇下拉，使口腔通畅。其余四指托住患者颌部保证颈部固定。当怀疑患者有颈部创伤时，可采用此方法（图3-6B）。

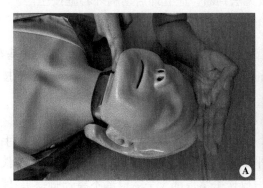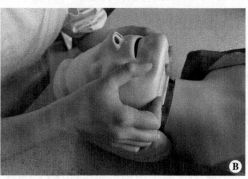

图3-6 通畅呼吸道

A. 抬头举颏法；B. 双手托颌法

（七）人工呼吸

人工呼吸（artificial respiration）就是用人工的方法促使患者的肺、胸廓、膈肌活动来进行气体交换。

1. 口对口人工呼吸 施救者用压前额的手的拇指和示指捏闭患者鼻孔，在正常呼吸的情况下吸一口气，用口唇包裹患者的口唇外缘，然后将气吹入，以看见胸廓抬起为准，吹气完毕后立即松开患者鼻孔，使患者胸廓充分回缩（图3-7）。注意事项：如采用口对口吹气，应每次平静呼吸后吹气，而非深呼吸。通气的潮气量为500～600ml，或观察到胸廓起伏，每次通气超过1秒。要避免过度通气（通气过于频繁或通气量过大）。

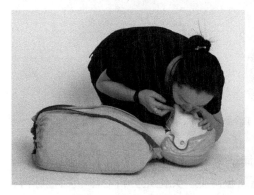

图3-7 口对口人工呼吸

2. 口对鼻人工呼吸 适用于口周外伤或者张口困难的患者。施救者一手将患者前额向下推，另一手将颏部向上抬。使上下唇闭拢。施救者用口唇包绕患者鼻孔四周，对患者的鼻孔吹气。吹气后放开患者口唇，使气呼出。

3. 口对口鼻人工呼吸 对于婴幼儿，可将口鼻同时封住进行吹气。

（八）除颤

成人非创伤性心搏骤停的心律失常类型主要是心室颤动，除颤是其最快速有效的治疗方法。

除颤的部位：两电极分别置于右锁骨下区和左乳头外侧腋中线处。或者心尖部电极放在标准位置，其他电极片放在左右背部上方（图3-8）。

除颤的方法如下。

1. 直流电非同步除颤 除颤仪有单向波和双向波两种，单向波除颤仪首次电击能量为360J。重复除颤，仍为

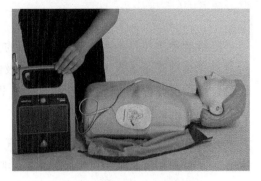

图3-8 除颤电极片的放置部位

360J。双向波除颤仪使用120～200J即可有效终止院前发生的心室颤动。儿童胸外电除颤的能量一般为2～4J/kg。与单向波除颤仪相比，低能量的双向波除颤仪在终止心室颤动的效果方面更为有效。

2. 自动体外除颤器（AED） 可自动分析心律和提示施救者是否除颤放电，非专业人士也很容易掌握。心肺复苏术中推荐心肺复苏与AED联合应用（图3-9）①取出AED；②打开AED电源；③拿出电极片；④撕开背胶，按指示贴电极片；⑤插好电极片连接线；⑥确认无人接触患者，评估患者心律；⑦如为可除颤心律，按下除颤按钮；⑧除颤后立即继续行心肺复苏术。

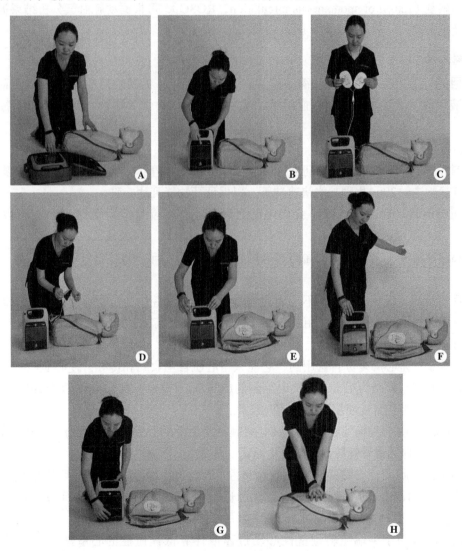

图3-9 自动体外除颤器的使用

二、高级生命支持

高级生命支持是指在基础生命支持的基础上，医护人员使用多种器械、设备、特殊技术和药物进行复苏，是促进患者自主循环恢复和呼吸恢复的过程。主要包括建立人工气道、机械通气、建立静脉通道、给予复苏药物及抗心律失常药物、识别心搏骤停的可能原因等。

（一）维持呼吸

呼吸支持的目的在于给予足够的氧气，以提高血氧含量。心肺复苏中人工通气的原则是给予适当氧气的同时，尽可能减小对按压效果的影响。未建立高级气道时，可给予球囊面罩通气。

1. 人工气道 是为保证气管通畅而在气管建立的气体通道。复苏时如有条件，应尽早建立高级人工气道，其中气管插管是急救时最可靠、最有效的通气方法。建立人工气道时，尽可能地不影响胸外心脏按压，限制中断时间在10秒之内。因抢救时间紧急或施救者不能熟练掌握气管插管术，可选择快速非喉镜引导方法建立人工气道，如口咽通气道、鼻咽通气道、喉罩等。

2. 机械通气 是利用呼吸机的机械装置产生气流和提供不同氧浓度的人工呼吸方法。在持续胸外心脏按压时，可以按每6秒1次的频率给予通气。并根据患者的全身情况，选择合适的通气模式和通气参数，如潮气量、气道压力、呼气末正压等。若条件允许，在心肺复苏中可采用最高吸氧浓度支持。一旦自主循环恢复（return of spontaneous circulation，ROSC），可根据动脉血气分析结果调整吸入氧浓度及其他呼吸机参数。

（二）复苏用药

1. 用药目的 ①兴奋心肌自主收缩和传导。②收缩血管，提高脏器灌注压力，从而保证心脑等重要脏器血液供应，减轻重要脏器缺血缺氧状况。③抗心律失常，终止心室颤动和无脉性室性心动过速等。

2. 用药途径

（1）周围静脉通路 为首选的给药途径。应选择近心端大静脉，常选用肘正中静脉穿刺。从周围静脉给药后应静脉注射20ml生理盐水快速冲管，以保证药物能到达心脏。

（2）骨髓腔通路 骨髓腔内有不会塌陷的血管丛。在不能建立静脉通道时，可以采用骨髓腔内给药。

（3）中心静脉通路 若骨髓腔内通路和周围静脉通路不可行，经过充分培训的医生可考虑建立中心静脉通路。

（4）气管内给药 气管插管后，不能建立静脉通路及骨髓腔内通路时可考虑进行气管内给药。用药剂量是静脉用药剂量的2～2.5倍，用5～10ml生理盐水或灭菌注射用水稀释后注入气管内。

3. 常用药物

（1）肾上腺素 是心肺复苏首选用药，它能兴奋心肌自主收缩和传导，使心肌收缩力加强，心排血量增加。并使心室细颤转为粗颤，提高电除颤的成功率。用法为每次1mg，静脉注射。每3～5分钟重复一次。救治中应避免常规使用高剂量肾上腺素。

（2）胺碘酮 可用于对胸外心脏按压、电除颤治疗无效的心室颤动和无脉性室性心动过速患者。用法为首剂300mg，静脉或骨髓腔内快速注射给药。如无效，可再注射150mg。

（3）利多卡因 顽固性心室颤动或无脉性室性心动过速，而无胺碘酮时可以使用利多卡因。静脉注射利多卡因1～1.5mg/kg。若心室颤动或无脉性室性心动过速持续存在，可每隔5～10分钟追加0.5～0.75mg/kg。第1小时总剂量不超过3mg/kg。

（4）硫酸镁 仅用于尖端扭转型室性心动过速或伴有低镁血症的心室颤动或室性心动过速及其他心律失常。对于尖端扭转型室性心动过速，紧急情况下可用硫酸镁1～2g稀释后静脉注射。

（5）抗利尿激素　是一种有效的血管收缩药。可用来治疗伴有顽固性休克的心室颤动。可作为除肾上腺素外的另一种备选药物。用法：40IU加生理盐水20ml，稀释后静脉注射，不用重复给药。

（6）阿托品　对心室静止或无脉性电活动有益，但由于迷走神经张力过高可导致或加剧心室静止，不常规在心肺复苏期间使用。

（7）碳酸氢钠　对于心搏骤停患者，不推荐常规使用碳酸氢钠。碳酸氢钠仅用于一些特殊情况，如原本就有代谢性酸中毒、高钾血症、三环类抗抑郁药过量。用法为首次剂量为1mmol/kg，静脉注射。以后可根据动脉血气测定结果调整剂量。

（8）纳洛酮　仅在考虑疑似阿片类药物中毒导致心搏骤停时使用。

（三）电除颤

虽然列为高级复苏的手段，但若有条件，应越早进行越好，并不拘泥于复苏的阶段。

（四）起搏治疗

对于有症状的心动过缓患者可考虑起搏治疗。如果患者出现严重症状，尤其是当高度房室传导阻滞发生在房室束（希氏束）以下时，应立即实施起搏治疗。

三、延续生命支持

延续生命支持（prolonged life support）是高级生命支持的延续。此阶段患者自主循环恢复，给予综合性的治疗，优化心肺功能和器官的灌注，维护重要脏器的功能及内环境的稳定。

（一）脑复苏

脑复苏（cerebral resuscitation）是以患者完全恢复智能，生活能自理为最终目的。心肺复苏和电除颤是脑复苏最重要的措施，尽早采取脑复苏的综合治疗是进一步提供生命支持和延续生命的重点。心搏、呼吸骤停引起脑损害的基本病理改变是脑缺氧和脑水肿。心搏骤停后脑缺氧，脑细胞和血管内皮细胞肿胀，导致血流受阻，更加剧脑缺氧，这样就形成恶性循环，脑细胞损害是不可逆的，所以在复苏抢救过程中，保护脑细胞应及早进行。脑复苏的主要措施如下。

1. 亚低温治疗　是脑复苏综合治疗的主要手段之一。患者恢复自主循环后若意识未恢复，应立即进行降温治疗（体温每降低1℃，脑代谢率降低5%～7%，颅内压降低5.5%，同时低体温还能改善细胞膜功能、减轻脑水肿）。但体温过低（＜28℃）容易诱发心室颤动、增加血液黏稠度、降低抵抗力等，所以提倡亚低温（32～36℃）状态。脑组织是降温的重点，头部以冰帽降温效果最好。

越早降温脑复苏的效果越好（脑缺氧最初10分钟是关键）；降温速度要快，争取半小时内降至37℃以下，6小时内达到最适宜低温。诱导低温的传统方式是在体表大血管走行处如在颈、腋窝、腹股沟处放置冰袋或用冰水擦浴，用空调控制室温，头部使用冰帽。也可采用体外低温装置或体内低温装置。降温要平稳，避免体温波动。若有寒战或体温波动可用冬眠合剂、地西泮和小剂量肌松剂等。患者听觉恢复、肢体活动协调时降温结束。注意复温宜慢，逐渐恢复，以每天1～2℃为宜。

2. 脱水疗法　只要患者循环和肾功能良好，应尽早使用利尿脱水剂，控制脑水肿和降低颅内压。常用20%甘露醇，每次250ml，在15～30分钟内输完，必要时可根据病情隔一定时间重复应用，每日可以应用2～6次。

3. 糖皮质激素类药物　可稳定溶酶体膜，防止细胞自溶，清除自由基，保持血脑屏障和毛细血管完整性。降低脑水肿和保护脑细胞功能。脑复苏中应早期、足量、短程应用。如地塞米松首次0.5～1mg/kg静脉注射，然后0.2mg/kg，每6小时1次，一般不超过4天。

4. 改善脑细胞代谢药物　这类药物可供给脑细胞能量、恢复细胞膜钠泵功能、减轻脑水肿、抑制氧自由基对脑细胞的损害。辅酶A、细胞色素c、多种维生素、胞磷胆碱、盐酸吡硫醇、果糖-1,6-二磷酸及谷氨酸等，可针对患者情况选择用药。

5. 高压氧疗 能增加氧分压，有利于血氧弥散，改善脑缺氧，减轻脑水肿，促进脑血管和神经组织的修复，有条件时尽早使用，一般周期为3～5次。意识没有恢复或者有神经系统功能减退表现者，可适当增加治疗次数。

6. 钙通道阻滞剂 脑细胞缺血后钙离子超载。该阻滞剂能扩张血管，增加缺血后脑血流，改善低灌注和再灌注后组织损伤。临床可选用尼莫地平、氟桂利嗪等。

7. 控制血糖 血糖过高或过低均会加重脑损害，治疗时应积极处理高血糖；血糖超过10mmol/L时，应立即处理，使血糖控制在8～10mmol/L。除低血糖外，复苏时不给予葡萄糖静脉滴注。

8. 控制抽搐和癫痫发作 抽搐和癫痫均可增高颅内压、加重脑缺氧。因此，一旦患者抽搐发作，应尽快使用适量镇静剂。常用药物有苯二氮䓬类药物、巴比妥类药物和苯妥英钠等。

（二）呼吸功能的维持

对有需要的患者尽早建立合适人工气道后，维持适当的氧和通气是呼吸支持的基本目标。监测血气分析，调整各种有效通气指标，清除呼吸道分泌物，维持氧饱和度在92%～98%，$PaCO_2$维持在35～45mmHg。

（三）循环功能的维持

有效的心肺复苏有助于快速恢复血压。维持血流动力学稳定是所有重症患者支持治疗的基本要素。血流动力学支持的最初目标在于维持有效灌注压，保证脑细胞的血供。复苏后应维持收缩压＞90mmHg，平均动脉压＞65mmHg，避免低血压。

（四）肾功能的监测

心肺复苏时应力求循环稳定，维持动脉压，以保证肾脏的灌注，可使用血管收缩药物，调整输液量，维持正常尿量，必要时使用利尿剂，注意维持水电解质平衡。

（五）康复治疗和支持

由于原发疾病、ICU特殊的治疗环境、多种医源性干预和多种可能的后遗症等因素的影响，心搏骤停幸存的患者可能在认知功能、脏器功能、行动能力、心理状态及社会功能等方面都会发生不同程度的损害或缺失。所以心搏骤停幸存者的康复，应首先从住院期间开始进行相关评估和治疗，至出院前制订合理的康复计划，再到中期的功能恢复，以及远期的进一步恢复和稳定。康复治疗是一个持续进行的分阶段的过程，主要包括：①进行焦虑、抑郁、创伤后应激和疲劳度的结构化评估；②出院前进行生理、神经、心肺和认知障碍方面的多模式康复评估和治疗；③制订全面的多学科出院计划，包括药物和康复治疗等。

（六）其他

治疗原发病、控制感染、全身营养支持等是巩固复苏的基本治疗措施。早期给予静脉营养补充，必要时可鼻饲或给予全胃肠外营养，保证患者足够营养供给。

四、复苏结果的判定

（一）复苏有效的指标

1. 大动脉搏动恢复，停止胸外心脏按压后仍可触及颈动脉搏动。
2. 皮肤、黏膜、面色及口唇转为红润。
3. 瞳孔由散大到缩小，对光反射存在。
4. 意识改善，患者出现眼球活动、睫毛反射，甚至手脚开始抽动等。
5. 自主呼吸出现。

（二）终止复苏的指标

出现下列情况时，建议停止心肺复苏。

1. 非目击的心搏骤停、无旁观者心肺复苏、转运前无自主循环恢复且未给予过电击的患者。

2. 经30分钟以上心肺复苏抢救后，仍无任何心电活动，自主循环不能恢复。特殊情况如溺水、低温、电击和雷击、创伤与妊娠等则应延长复苏时间。

3. 已经建立高级气道（气管插管）的患者，持续监测呼气末二氧化碳分压（partial pressure end-tidal carbon dioxide，$PetCO_2$），进行高级生命支持20分钟后的$PetCO_2$仍<10mmHg。

4. 脑死亡　诊断要点：①有明确病因，且为不可逆性；②深昏迷，对任何刺激无反应；③24小时无自主呼吸，须靠呼吸机辅助通气；④脑干反射消失（如角膜反射、头眼反射等）；⑤脑生物电活动消失，脑电图呈电静息状态，诱发电位各波消失；⑥排除抑制脑功能的可能因素，如低温、严重代谢和内分泌紊乱、肌松剂和其他药物的作用（如巴比妥类药物中毒）；⑦持续6~24小时观察，重复检查无变化。

（三）预后评估的标准

预后评估在心肺复苏中是十分关键的基本环节。一方面避免对具有治疗前景的患者不恰当地终止治疗；另一方面避免对无救治前景的患者进行过多的治疗。预后评估存在于心肺复苏过程中，确定抢救终止时机一般在自主循环恢复之后。其中准确的神经预测意义重大。对于心搏骤停后昏迷的患者，建议采用多模式神经功能评估的策略，包括临床检查、血清标志物、脑电图和神经影像学等。

1. 临床检查　在临床检查中，不良神经结局的预测指标包括双侧瞳孔对光反射缺失、瞳孔大小改变、双侧角膜反射缺失、肌阵挛状态等。

2. 血清标志物　临床常用的脑损伤的血清标志物为神经元特异性烯醇化酶（neuron specific enolase，NSE）。对持续昏迷的患者，可将心搏骤停后72小时内血清NSE水平增高作为不良神经结局的预测指标。

3. 脑电图（electroencephalography，EEG）　心肺复苏后不良结局的EEG改变包括无反应EEG、癫痫发作、癫痫持续状态和暴发抑制等。这里的癫痫发作、癫痫持续状态是指EEG描记的电生理改变，而非根据临床症状进行的诊断。

4. 神经影像学　计算机断层扫描（computer tomography，CT）检查测定脑灰白质比可评估脑水肿程度，采用MRI进行弥散加权成像和表观弥散系数也可评估脑损伤。影像学不良神经结局包括：①心搏骤停后CT发现的脑灰白质比降低；②心搏骤停2~7天时头部磁共振成像（magnetic resonance imaging，MRI）发现弥散加权成像中的大面积异常或大面积的表观弥散系数减少。

（何春来　胡　娜）

第4章
休　克

休克（shock）是由各种病因引起的有效循环血容量（指单位时间内通过心血管系统进行循环的血量）锐减，导致急性微循环障碍，器官和组织微循环灌注不足、组织缺氧、细胞代谢紊乱和器官功能受损的综合征。按病程休克可分为3期：休克早期、休克中期、休克晚期。休克的本质是微循环功能障碍，主要表现为低血压、脉压减小、脉搏细速、皮肤苍白湿冷、肢端发绀、尿量减少、烦躁不安、意识障碍等。快速增加有效循环血量，迅速改善组织灌注，恢复细胞供氧，维持正常的细胞功能是治疗休克的关键。休克不是一个独立的疾病，现代医学将休克视为一个序贯性事件，是一个从亚临床阶段的组织灌血不足向多器官功能障碍发展的连续过程。休克恶化是由组织灌注不足向多器官功能障碍甚至发生衰竭的病理生理过程。若在休克早期，及时采取恰当救治措施，恢复有效的组织灌注，休克将较容易得到纠正，因此，休克的急救至关重要。

第1节　概　　述

一、分　类

休克的分类方法有多种。按传统的病因分类方法，可将休克分为低血容量性休克、心源性休克、脓毒症休克、神经源性休克和过敏性休克5种类型。而依据血流动力学特征，可将休克分为低血容量性休克、心源性休克、梗阻性休克和分布性休克4种类型。

充足的循环血量、良好的心脏功能和正常的血管舒缩功能是保障血流动力学正常的3个重要环节。如某个环节因某种原因发生改变，则可导致微循环灌注急剧减少，最终发生休克。因患者的病因、心脏功能及复苏状态不同，血流动力学特征也不同。了解不同类型休克的血流动力学特征，有助于确定适当的急救措施。详尽的病史和体格检查有助于确定休克的原因。但许多患者可能同时存在多种类型休克的表现，即混合型休克。

（一）低血容量性休克

低血容量性休克是由于失血、胃肠道或泌尿系体液丢失等原因，血管内容量锐减，回心血量不足，心排血量减少，动脉血压降低，以及因代偿性血管收缩，外周血管阻力增高，微循环灌注不足，组织器官缺血缺氧而发生的休克。大量出血引起的失血性休克和严重创伤导致的创伤性休克都属于低血容量性休克，常见原因如下。

1. 出血　如严重创伤导致的大血管破裂、肝脾破裂、异位妊娠破裂（宫外孕）、动脉瘤破裂、上消化道出血等。

2. 体液的丢失　如严重呕吐、腹泻、糖尿病酮症酸中毒、烧伤等引起体液的大量丢失等。

（二）心源性休克

心源性休克是由于心脏排血功能障碍，心排血量降低，不能满足器官和组织的供血，导致微循环功能障碍而发生的休克，常见原因如下。

1. 心肌收缩力下降 如急性大面积心肌梗死、严重的心律失常、急性心肌炎、扩张型心肌病及先天性心脏病等。

2. 心室射血障碍 如乳头肌或腱索断裂、大面积肺梗死等。

3. 心室充盈障碍 如急性心脏压塞、多种快速性心律失常、主动脉夹层等。

（三）脓毒症休克

脓毒症休克亦称中毒性休克，是由多种病原微生物及其毒素侵入血液循环引起的全身炎症反应综合征，导致微循环障碍，进而引起休克。常见的病原菌如下。

1. 革兰氏阴性菌 如大肠埃希菌、克雷伯菌、脑膜炎球菌、类杆菌等。

2. 革兰氏阳性菌 如葡萄球菌、链球菌、肺炎链球菌等。

3. 病毒性疾病 如流行性出血热（肾病综合征出血热）、乙型脑炎等。

（四）神经源性休克

神经源性休克是在强烈刺激作用下引起神经反射性的血管紧张度突然丧失，导致周围血管扩张，有效循环血容量减少而引起的休克。如严重外伤剧痛、脑脊髓损伤、麻醉意外、镇静剂过量等。

（五）过敏性休克

过敏性休克是人体对某些药物、生物制品等致敏原发生过敏反应，使全身毛细血管扩张和通透性增加，进而导致微循环功能障碍引起的休克。

（六）梗阻性休克

因为心外血管回路的血流受阻和（或）心排血通路受阻，导致心室舒张末期充盈不足或因为后负荷增加导致收缩功能下降，进一步引起心排血量和血压下降，引起休克。常见疾病有缩窄性心包炎、心脏压塞、肺栓塞、肥厚型梗阻性心肌病、主动脉夹层等。

二、病 理 生 理

有效循环血容量锐减及组织灌注不足是各类休克共同的病理生理基础，并最终发展为微循环障碍、器官功能损害和衰竭。根据微循环的变化，可将休克大致分为缺血性缺氧期、淤血性缺氧期和微循环衰竭期3个阶段。

（一）缺血性缺氧期

缺血性缺氧期又称休克代偿期、休克早期，机体处于应激反应早期阶段。由于有效循环血容量显著减少，循环血量降低，动脉血压下降，机体通过神经和体液等因素调节阻力血管，包括交感-肾上腺髓质系统兴奋，儿茶酚胺大量释放入血等，使心率加快、心肌收缩力增强、非重要器官小血管收缩、周围血管阻力增加，以维持血压稳定和心、脑等重要器官血液灌注。皮肤、腹腔脏器及肾脏血液向心脑等重要脏器转移。微循环前括约肌收缩导致"只出不进"，血量减少，组织处于低灌注、缺氧状态。若能在此时去除病因，积极复苏，休克常较容易得到纠正。如病情得不到纠正，可发展为淤血性缺氧期。

（二）淤血性缺氧期

淤血性缺氧期又称休克失代偿期、休克中期，由微血管持续痉挛、组织长期缺血缺氧未得到有效纠正发展而来。细胞严重缺氧，处于无氧代谢状况，出现乳酸蓄积，舒张血管的介质如组胺和缓激肽等释放。这些物质可直接引起毛细血管前括约肌舒张，导致微循环广泛扩张；毛细血管后括约肌因对这些物质的敏感性低，仍处于收缩状态，微循环由缺血转变为淤血。血液淤滞于毛细血管网内，其静水压升高、通透性增加导致血浆外渗及血液浓缩，血液滞留甚至停止；回心血量进一步降低，心排血量继续下降，导致心、脑等器官灌注不足。此时治疗如果正确，休克仍是可逆的。病情继续进展则进入微循环衰竭期。

（三）微循环衰竭期

微循环衰竭期又称休克难治期、休克晚期，为休克的晚期阶段，因阻力的存在血管平滑肌完全麻痹，对各种调节机制均无反应。对血管活性药物失活，微小血管发生麻痹性扩张，毛细血管网大量开放，微循环淤滞更加严重。淤滞于微循环内的黏稠血液在酸性环境中处于高凝状态，并在血管内形成微血栓，甚至引起弥散性血管内凝血（disseminated intravascular coagulation，DIC）。DIC早期消耗大量凝血因子及血小板，导致继发出血。由于组织缺血缺氧，细胞内的溶酶体膜破裂，细胞自溶，引起器官功能衰竭，休克治疗已十分困难，最终不可逆转地导致死亡。

三、临床表现

（一）休克早期

由于早期机体对有效循环血容量的减少有相应的代偿能力，通过代偿后能够维持血压及重要脏器的血液灌注，给予及时恰当的治疗，可以终止休克的发生。患者表现为精神紧张或烦躁不安、面色及皮肤苍白湿冷、口唇和甲床轻度发绀、心动过速、换气过度等。血压可骤然降低（如大出血），也可略降，甚至可正常或轻度升高，舒张压稍升高，脉压减小。尿量正常或减少，在30ml/h以下。此期如果处理得当，休克可以得到纠正；若处理不当，则病情发展，进入休克失代偿期。

（二）休克中期

机体经过充分的代偿后不能维持血压及重要脏器的血液灌注，生命器官出现了功能障碍、代谢紊乱，此时若给予积极治疗仍能逆转休克。患者表现为意识障碍，如表情淡漠、反应迟钝、神志不清，甚至昏迷；口唇发绀、出冷汗、脉搏细速、血压下降、脉压进一步减小；严重者，全身皮肤出现花斑、四肢湿冷、脉搏不清、血压测不出，浅静脉萎陷，口渴，尿量减少至20ml/h以下，甚至无尿，发生代谢性酸中毒等。如皮肤黏膜出现瘀斑或表现为消化道出血，可能并发弥散性血管内凝血。如出现进行性呼吸困难，严重低氧血症，可能并发急性呼吸窘迫综合征（acute respiratory distress syndrome，ARDS）。

（三）休克晚期

机体组织长期灌注不足可导致细胞功能损害，微循环及重要器官功能衰竭。患者表现为呼吸急促，全身皮肤、黏膜明显发绀，脉搏扪不清，意识障碍甚至昏迷，收缩压＜60mmHg，甚至测不出，无尿。还可出现：①弥散性血管内凝血，即出现难以解释的广泛性出血。如皮肤黏膜瘀斑、伤口渗血、注射部位出血不止、消化道出血、血尿、咯血等。②重要脏器受损，如急性呼吸衰竭，以逐渐加重的呼吸困难、严重的低氧血症、一般吸氧难以纠正为特征，还可有心力衰竭、急性肾衰竭、肝衰竭、脑水肿等，最终发生多器官功能障碍综合征，预后不佳。

四、诊　断

休克的诊断一般并不困难，关键是要早期发现，待到血压下降才诊断为休克就失去了最佳治疗时机。休克的诊断应基于临床表现、血流动力学指标、血生化指标进行综合判断。

1. 有诱发休克的病因，如大量出血、呕吐、腹泻，严重创伤，大面积烧伤，严重感染、过敏，严重心脏病，剧烈疼痛，脊髓损伤，镇静药使用过量等强烈的神经刺激。

2. 意识障碍。

3. 脉搏快，超过100次/分，细速或不能触及。

4. 四肢湿冷，胸骨部皮肤毛细血管充盈反应阳性，皮肤花斑，黏膜苍白或发绀，尿量小于30ml/h

或无尿。

5. 收缩压小于80mmHg。

6. 脉压小于20mmHg。

7. 原有高血压者收缩压较原有水平下降30%以上。

凡符合1、2、3、4中的两项和5、6、7中的一项者，即可明确诊断。

五、监 测

对休克患者需要进行监测，以及时采取适宜的干预措施，并评价患者的治疗反应性。对休克患者采用无创血压监测的结果并不准确，最好建立有创血压监测。可根据休克的不同阶段及严重程度选择不同的监测方法。

（一）一般监测

可观察患者的临床表现，进行初步判断及病情评估。其简单实用，便于早期急救。

1. 意识 意识状态是脑组织血液灌注和全身循环状况的反映。如患者神志清楚，对外界刺激反应正常，说明患者循环血量基本够用；相反，若患者表情淡漠，烦躁不安，谵妄或嗜睡，甚至昏迷，则反映脑组织血液灌注不足或未纠正。

2. 皮肤 皮肤温度、色泽是体表灌注情况的标志。如患者的四肢温暖，皮肤干燥，轻压指甲或口唇时，局部暂时缺血呈苍白状，松开后色泽迅速转为正常，表明末梢循环良好或已恢复，休克好转；反之则说明休克情况仍存在。

3. 尿量 是反映肾血流灌注情况的有效指标，也是全身微循环灌注情况的间接定量反映指标，对疑有休克或已确诊者，应观察其每小时尿量，必要时留置导尿管。如尿量增加，说明病情改善；如尿量未增加，提示休克未纠正。

4. 血压 维持稳定的血压在休克治疗中十分重要。但是，血压并不是反映休克程度最敏感的指标。在判断病情时，应兼顾其他参数进行综合分析。通常情况下，血压应维持在平均动脉压≥65mmHg，或收缩压≥90mmHg。

5. 脉搏 休克时脉搏细速出现在血压下降之前。休克指数是临床常用的观察休克进程的指标。休克指数是脉率与收缩压之比，1.0～1.5，表示存在休克；在2.0以上，表示休克严重。

6. 经皮动脉血氧饱和度（SpO_2） 应常规监测SpO_2以评价组织氧供是否足够。

（二）辅助检查

休克患者应尽快进行相关的实验室检查，注意检查内容的广泛性，以判断是否存在器官功能损害，以及损害的程度。

1. 动脉血气分析 动脉血pH（正常为7.35～7.45）降低，反映休克时无氧代谢引起代谢性酸中毒。动脉血氧分压（PaO_2）的正常值为75～100mmHg，若PaO_2低于60mmHg则表示有呼吸衰竭。动脉血二氧化碳分压（$PaCO_2$）的正常值则为35～45mmHg。

2. 动脉血乳酸盐测定 动脉血乳酸正常值为1.0～1.5mmol/L。如＞2.0mmol/L，提示有休克存在，测值越高，预后越差。

3. 血常规及生化检查 白细胞、淋巴细胞、红细胞、血小板等计数，血电解质K^+、Na^+、Cl^-数值等。

4. 血肝功能检查 肝脏血清酶学、血胆红素等指标是否正常，以评估肝脏的损伤程度。

5. 肾功能检查 尿素氮、血肌酐指标是否正常，以及尿常规及比重测定，评估肾脏的损伤程度。

6. 出、凝血功能检测 当血小板计数（PLT）＜80×10^9/L，凝血酶原时间（PT）延长3秒以上，纤维蛋白原（Fib）低于1.5g/L，血浆鱼精蛋白副凝试验（3P试验）阳性，纤维蛋白降解产物（FDP）

阳性时，应警惕弥散性血管内凝血（disseminated intravascular coagulation，DIC）。

7. 血清心肌酶学检查和肌钙蛋白、肌红蛋白、D-二聚体等检测。

8. C反应蛋白、降钙素原（PCT）检测。

9. 细菌学检查　病原体检查和药敏测定等。

（三）特殊监测

严重休克时，在急救处理的同时，需要将患者尽快转入重症监护病房（ICU）进行重症监护。休克患者进行血流动力学等特殊监测至关重要。血流动力学监测包括中心静脉压（CVP）、肺动脉楔压（PAWP）、心排血量（CO）、心脏指数（CI）、外周血管阻力（PVR）等，可通过有创、微创或无创血压监测等监测工具获得相关数据，以评估患者容量状态、容量反应性、心泵功能及外周阻力等。

1. 动脉压监测　血压是休克诊断及治疗中最重要的观察指标之一。收缩压＜80mmHg，脉压＜20mmHg，是休克存在的依据。血压回升，脉压增大，表示休克转好。必要时动脉插管测定。

2. 中心静脉压（CVP）监测　对于需长时间治疗的休克患者而言，CVP测定尤为重要。CVP主要受血容量、静脉血管张力、右心排血能力、胸腔和心包内压力及静脉回心血量等因素的影响。CVP正常值为5～12cmH$_2$O（0.49～1.18kPa）。CVP＜5cmH$_2$O（0.49kPa）时，表示血容量不足；＞15cmH$_2$O（1.49kPa）则表示心功能不全、静脉血管床过度收缩或肺循环阻力增加；＞20cmH$_2$O（1.96kPa）时，提示充血性心力衰竭。

3. 肺毛细血管楔压（PCWP）监测　有助于了解肺静脉、左心房和左心室舒张末期的压力，以此反映肺循环阻力的情况。PCWP正常值为6～15mmHg（0.8～2kPa），增高表示肺循环阻力增高。肺水肿时，PCWP＞30mmHg（3.99kPa）。当PCWP已升高，即使中心静脉压无增高，也应避免输液过多，以防引起肺水肿。

4. 心电图监测　心电图能显示心脏的即时状态。在心脏功能正常的情况下，血容量不足及缺氧均会导致心动过速。

5. 肾功能监测　监测的指标包括尿量、尿比重、血肌酐、血尿素氮、血电解质等。持续尿量测定尤为重要，尿量是反映肾灌注情况的指标，也反映其他器官灌注情况，同时反映临床补液及应用利尿、脱水药物是否有效的重要指标。休克时应留置导尿管，动态观察每小时尿量，尿量稳定在30ml/h以上时，表示休克已纠正。尿比重主要反映肾血流情况和肾小管功能，抗休克后血压正常，但尿量少且比重增加，表示肾血管收缩仍存在或仍有血容量不足。

6. 呼吸功能监测　监测的指标包括呼吸的频率、幅度、节律及动脉血气指标等，应动态监测，呼吸机通气者根据动脉血气指标调整呼吸机使用。

7. 生化指标监测　监测的指标包括电解质、血糖、丙酮酸、乳酸、血清转氨酶、氨等血液生化指标。血清转氨酶升高提示肝细胞功能受损严重，血氨增加提示出现肝衰竭。此外，还应监测弥散性血管内凝血的相关指标，如血小板、纤维蛋白原、凝血酶原时间等的测定。

（四）休克严重程度

休克严重程度分级，见表4-1。

项目	轻度	中度	重度
精神状态	清楚或烦躁	尚清楚，淡漠	淡漠，迟钝
脉搏	＜100次/分	100～120次/分	＞120次/分
收缩压（mmHg）	80～90	70～80	＜70
呼吸	正常或稍快	深快	深快，浅快，潮式

表4-1 休克严重程度分级

项目	轻度	中度	重度
皮肤色泽	出现苍白	苍白	发绀
皮肤温度	正常或发凉	发冷	冰冷
尿量	正常或减少	≤30ml/h	≤20ml/h
出血倾向	无	无	弥散性血管内凝血
微血管变化	缺血期	淤血期	弥散性血管内凝血

六、治　疗

休克的早期处理原则是首先补足血容量，恢复组织的血供和氧供，同时进行病因治疗。休克的整体治疗目标是改善氧输送或氧利用，以防止细胞和器官损伤。恢复灌注的治疗：强调达到足够的血压，增加心排血量和（或）优化血氧含量。

（一）一般紧急处理

1. **体位**　取去枕平卧位，下肢抬高30°。心源性休克同时伴有心力衰竭的患者因呼吸困难不能平卧时，可采用半坐卧位。注意保暖和环境安静。

2. **心电、血压、血氧监测。**

3. **镇静、镇痛**　对诊断明确的剧痛如急性心肌梗死、因剧痛引起的神经源性休克，可肌内或皮下注射盐酸哌替啶50～100mg、吗啡5～10mg。颅脑损伤者禁用吗啡、盐酸哌替啶。骨折疼痛所致休克者，应固定患肢，并服用镇痛药以镇痛。

4. **控制活动性大出血**　如外伤大出血，应立即用止血带结扎，但要注意定时放松，在转运中必须有明确标志，以免时间过久造成肢体坏死。

5. **留置导尿管**　尿量是反映生命器官灌注是否足够的最敏感的指标。休克患者宜置入导尿管以测定每小时尿量，如无肾病史，出现少尿或无尿可能由于心力衰竭或血容量未补足而导致灌注不足，应积极查出原因加以治疗。

（二）液体复苏

虽然不同病因导致休克的病理生理改变不完全相同，但液体复苏是各种休克的基本治疗（心源性休克要慎重）。补足血容量是纠正组织缺氧的关键，应尽快建立大静脉通道或双通道补液。液体复苏过快可能的危害是造成肺水肿，因此液体复苏过程必须严密监测，以防不良后果发生。

快速补液试验：常用于评估患者对液体的治疗反应性，以减少液体过负荷的不良影响。

1. **液体选择**　首选晶体液，易代谢且经济。有严重低蛋白血症者，可选用白蛋白。

2. **输注速度**　300～500ml/30min，严重的休克患者可进行弹丸式静脉注射。

3. **补液有效性判断**

（1）患者安静，意识状态清醒。

（2）收缩压＞90mmHg，脉压＞20mmHg。

（3）四肢变温暖。

（4）中心静脉压为5～12cmH$_2$O。

（5）脉搏缓而有力，频率在100次/分以下。

（6）尿量在30ml/h以上，尿比重大于1.020。

（7）呼吸正常。

链接

补 液 种 类

1. 胶体液　包括全血、血浆、血蛋白及人工合成的血浆制品等。①全血：常用于失血性休克。②血浆：常用于烧伤、肠梗阻、腹膜炎。③低分子右旋糖酐：常用于低血容量性休克。但肾衰竭者慎用。

2. 晶体液　① 5%～10%葡萄糖，休克时血糖高，不宜多用；② 0.9%氯化钠溶液，含氯量比体内高，补液过多使体内氯离子增高，并与体内氢离子结合成盐酸，不主张大量补给；③平衡盐：含2/3份的生理盐水和1/3份的1.25%碳酸氢钠溶液，大量补液时常用该液。

（三）通气支持

休克患者应尽早进行氧疗，以增加氧输送，预防肺动脉高压。清除口腔异物，摘下义齿，昏迷者及时清除呼吸道分泌物，防止舌后坠引起窒息，一旦发生窒息应进行紧急气管插管或气管切开。

可选用可携氧面罩、无创正压通气或气管插管机械通气给氧，保持血氧饱和度＞95%，严重发绀者应加大氧流量到4～6L/min，并进行血气监测评价氧需要量。患者出现严重呼吸困难、低氧持续存在或进行性加重的酸中毒（pH＜7.30）时，应积极予以机械通气。休克患者气管插管机械通气比面罩吸氧更安全。气管插管有创通气有利于减少呼吸肌做功，降低左心室前后负荷。休克患者的经皮动脉氧饱和度不能准确反映机体氧代谢状态，更好的指标是监测动脉血气。

（四）血管活性药物的应用

液体复苏无反应的严重休克患者，即快速补液试验无法升高血压者，应使用血管活性药物，也可在补液同时使用血管活性药物。

1. 常用血管活性药物的选择

（1）去甲肾上腺素　为休克患者的首选血管收缩剂，主要作用于α受体，而对β$_1$受体的作用轻微。与肾上腺素相比，其血管收缩效应突出，正性肌力效应较弱，并可反射性地引起心率减慢。临床主要是应用其升压作用，对心排血量的影响取决于血管阻力的大小、左心室功能状态及各种反射的强弱。静脉滴注时在0.1～1.0μg/（kg·min）剂量范围内，能有效提升平均动脉压。一般通过中心静脉从小剂量开始用微量泵泵入，然后根据血压调整剂量。

（2）多巴胺　主要用于无快速性心律失常、绝对和相对心动过缓的患者。静脉内应用的常用剂量为2～20μg/（kg·min）；小剂量1～4μg/（kg·min）时主要是多巴胺样激动剂作用，有轻度正性肌力和肾血管扩张作用；5～10μg/（kg·min）时主要兴奋β受体，可增加心肌收缩力和心排血量；10～20μg/（kg·min）时，α受体激动效应占主导地位，使外周血管阻力增加；更大剂量时则减少内脏器官血流灌注。

（3）肾上腺素　可以增加心排血量，有助于解除支气管平滑肌痉挛。常用剂量为0.01～0.20μg/（kg·min）。过敏性休克时，应用剂量为0.5～1.0mg/次，肌内注射，随后以0.02～0.05mg/kg静脉注射，酌情重复。

（4）多巴酚丁胺　为单纯β受体激动剂，具有增加心率、心排血量、肾血流的作用。对于右心功能不全或肺动脉高压的患者，多巴酚丁胺可以降低肺动脉血管阻力。常用于心源性休克，推荐剂量为2～20μg/（kg·min）。

（5）硝普钠　为强有力的血管扩张剂，能直接松弛小动脉与静脉血管平滑肌，具有强大的舒张血管平滑肌的作用。常用剂量为0.1～5.0μg/（kg·min）。

（6）硝酸甘油　可直接松弛血管平滑肌，使血管扩张，外周阻力下降；减少回心血量，减轻左心室舒张末压，降低心排血量，使左心功能改善。常用剂量为0.1～2.0μg/（kg·min）。

2.治疗目标

（1）血压 维持平均动脉压65～70mmHg可作为初始的复苏目标，但须根据组织灌注情况进行调整。组织灌注情况可以通过精神状态、皮肤情况、尿量进行评估。

（2）心排血量与氧供 监测心排血量在液体负荷试验等干预时的变化趋势比测定心排血量绝对值更重要。测定混合静脉血氧饱和度有助于评价氧供需平衡，也有助于评价心排血量是否合适。$S_\bar{v}O_2$一般在低血容量或贫血时降低，而在分布性休克时正常或增高。

（3）血乳酸水平 对于乳酸＞3mmol/L的休克患者，应以乳酸水平2小时降低≥20%作为目标。

（五）纠正酸中毒

休克患者以代谢性酸中毒为主，轻度的酸中毒随着血容量的补充和微循环的改善常可好转，一般不需要应用碱性药物。但重症休克合并严重酸中毒经扩容治疗不满意时，仍需应用碱性药物。根据酸中毒的严重程度，临床上首次可补5%NaHCO$_3$溶液100～250ml，之后根据动脉血气分析的结果确定继续应用的剂量。

（六）肾上腺糖皮质激素

糖皮质激素一般用于较严重的休克。其作用是扩张血管、改善微循环、稳定溶酶体、中和内毒素、促进三羧酸循环、抗过敏、促进Ⅱ型肺泡细胞的分泌、抗心肌抑制因子等。目前不主张早期使用。

第2节 常见休克的特点及急救

一、低血容量性休克

案例 4-1

　　患者，男性，50岁。肝硬化病史6年，近2日出现柏油样大便，伴头晕。3小时前大呕血约800ml，急诊入院。

　　体格检查：血压70/40mmHg，脉搏110次/分，面色苍白，额头冷汗，烦躁不安。心肺听诊未闻及异常。腹部平坦，肝脏未触及，脾肋下可触及边缘。全腹无明显压痛。肠鸣音活跃。

　　问题：1.请对该患者进行整体评估。

　　　　　2.请为该患者制订救治方案。

低血容量性休克常因大量出血或体液丢失等，导致有效循环血容量降低而引起。多见于严重创伤、大血管破裂、严重脱水等，如大血管破裂、腹部创伤引起的肝脾破裂、食管-胃底静脉曲张破裂、异位妊娠破裂等大出血引起的失血性休克，手术过程中引起的血液、体液丢失及大面积烧伤、中暑等引起的低血容量性休克。

在急性失血的初期，由于血液浓缩及血液重新分布等代偿机制，动脉血压并没有骤然下降，血红蛋白测定、红细胞计数、血细胞比容等数值暂时无明显变化。急性失血一段时间后，组织液渗入血管内补充血容量，一般需3～4小时才会出现血红蛋白下降。大出血的患者可能会出现凝血功能的障碍，包括纤溶亢进。凝血功能的障碍可进一步增加出血患者的死亡率，如果不进行及时救治，将有生命危险。一般快速失血达到全身总血容量的20%即可出现休克；如超过50%，会迅速导致死亡。

（一）临床特点

低血容量性休克的主要表现为中心静脉压降低、回心血量减少、心排血量下降所造成的低血压；

经神经内分泌调节机制引起的外周血管收缩、血管阻力增加和心率加快；由微循环障碍造成的组织损害和器官功能不全。及时补充血容量、对因治疗和防止继续失血、失液是治疗此型休克的关键。

（二）失血量的估计

1. 休克指数=脉率/收缩压，正常值为0.5～0.7。休克指数为1.0，失血量在20%～30%（＜1000ml）；休克指数为1.5，失血量在30%～40%（1000～2000ml）；休克指数＞2.0，失血量约50%（＞3000ml）。

2. 凡有以下一种情况，失血量约在1500ml以上。

（1）面色、皮肤苍白，口渴。

（2）颈外静脉塌陷。

（3）快速静脉滴注平衡盐溶液1000ml，血压不回升。

（4）一侧股骨开放性骨折或骨盆骨折。

（5）收缩压＜80mmHg。

（三）急救处理

休克的治疗原则是快速补充血容量和积极处理原发病因，控制进一步出血。

1. 补充血容量 可根据血压和脉率的变化来估计失血量。失血性休克时，应快速建立两个以上的大静脉输液通路。首先经静脉快速滴注等张液（平衡盐溶液）和人工胶体液，胶体液更容易恢复血管内容量和维持血流动力学的稳定，同时能维持胶体渗透压，持续时间也较长。一般认为，若血红蛋白浓度大于100g/L则不必输血；低于70g/L可输浓缩红细胞；在70～100g/L时，可根据患者出血是否停止、一般情况、代偿能力和其他重要器官功能来决定是否输红细胞。补液量应根据病因、尿量和血流动力学进行评估，临床上常以血压结合中心静脉压测定指导补液。

在休克纠正过程中应重视酸中毒的纠正，适时静脉给予碳酸氢钠。同时要注意电解质紊乱的发生，防止血电解质离子过高或过低，以免引起心律失常、心肌收缩力下降、酸碱平衡难以纠正、细胞水肿和脱水的情况。

中心静脉压与补液的关系，见表4-2。

表4-2 中心静脉压与补液的关系			
中心静脉压	血压	原因	处理原则
低	低	血容量严重不足	充分补液
低	正常	血容量不足	适当补液
高	低	心功能不全或血容量相对过多	给予强心药物，纠正酸中毒，舒张血管
高	正常	容量血管过度收缩	舒张血管
正常	低	心功能不全或血容量不足	补液试验

2. 补液试验 取生理盐水250ml，于5～10分钟静脉滴注。如血压升高而中心静脉压不变，提示血容量不足；如血压不变而中心静脉压升高3～5cmH$_2$O（0.29～0.49kPa），则提示心功能不全。

3. 损伤控制性复苏 对出血未控制的失血性休克患者，收缩压应维持在80～90mmHg，以保证重要脏器的基本灌注，并尽快止血，出血控制后再进行积极容量复苏。但对于合并颅脑损伤的多发伤患者、老年患者及高血压患者，应避免控制性复苏。

4. 原发病处理 对于出血部位明确、存在活动性失血的休克患者，应尽快止血。对于出血部位不明确、存在活动性失血的患者，应迅速利用多种辅助手段来查找病因。

二、脓毒症休克

案例 4-2

患者，女性，64岁。右上腹阵发性绞痛3天，自服"消炎药"（药名不详）不见缓解。1天前发热、黄疸、腹痛加重，伴有意识模糊、四肢发冷，急诊入院。既往患者有"胆石症"病史10年。

体格检查：体温39.5℃，脉搏106次/分，血压80/60mmHg，急性病容，神志不清，皮肤、巩膜黄染，全腹压痛，以右上腹为主，伴反跳痛、肌紧张。

B超提示：胆囊增大，胆总管扩张，直径约1.2cm。血常规 WBC $1.8×10^9$/L。

问题：1.该患者可能的诊断为？

2.如何对该患者实施抢救？

脓毒症休克又称为感染性休克，是常见的急危重症，指严重感染导致的急性循环衰竭，伴有组织灌注不足、器官功能障碍、有较高死亡率的临床综合征，常继发于以革兰氏阴性菌为主的感染，如急性腹膜炎、胆道感染、绞窄性肠梗阻、尿路感染等。其特点是低血压持续存在，经充分液体复苏仍难以纠正的急性循环衰竭。

（一）临床特点

患者一般有确诊或疑似的感染，体温过高（＞40.5℃）或过低（＜36℃）；低血压（收缩压≤90mmHg）或平均动脉压≤65mmHg及组织低灌注的迹象（少尿、意识障碍、周围灌注不良、高乳酸血症）可诊断为脓毒症休克。但应注意无低血压时亦可出现休克。早期正确诊断和处理与临床结果密切相关。将快速脓毒症相关性器官功能衰竭评价（SOFA）作为脓毒症新诊断标准，有助于尽早识别感染的严重程度。对于感染或可疑感染的患者，SOFA评分（收缩压≤100mmHg、呼吸频率≥22次/分、意识改变）出现两项或两项以上阳性时可考虑为脓毒症，应尽早干预。

（二）急救处理

治疗首先应快速评估并稳定患者的生命体征，尽早使用抗菌药物，同时积极确定病原菌，并基于对患者病理生理学状态的分析及器官功能障碍的评估，改善机体的炎症状态和器官功能，防止脓毒症休克向多器官功能障碍综合征（MODS）发展。

主要措施包括支持性治疗与抗感染治疗。休克纠正以前，应着重治疗休克，同时治疗感染；休克纠正后，则应着重治疗感染。

1. 控制感染 是脓毒症休克的基础治疗措施，主要是应用抗菌药物和处理原发感染灶。所有严重感染必须立即应用抗生素。初始可采取经验给药，或选用广谱抗菌药。腹腔感染多数情况下以肠道的多种致病菌感染为主，可考虑选用碳青霉烯类抗生素、第三代头孢菌素、抗厌氧菌药等。同时应积极寻找病原学依据，尽早转向目标性治疗。病灶清除如急性梗阻、化脓性胆管炎、脓肿、组织坏死引起的脓毒症休克，积极外科引流是抗感染治疗的关键。

（1）明确感染位，并尽早采取措施控制感染源（12小时内）。

（2）在控制感染源的基础上，应尽早（1小时内）静脉给予有效的抗菌药物治疗。

（3）初始经验性抗感染治疗应选择覆盖所有可能致病的微生物的一种或多种药物，并保证充分的组织渗透浓度。

（4）经验性联合抗感染治疗一般为3～5天，一旦病原菌的药敏结果确定，结合患者的临床情况选择最恰当的药物治疗。

2. 补充血容量 快速扩容以增加心排血量和运输氧的能力，保证脑组织及各器官组织氧的供给，迅速恢复循环血容量，减少器官血流灌注不足的时间，防止发生多器官功能衰竭。

一旦确定存在组织低灌注时，应当立即补充血容量。脓毒症休克的治疗首先以输注平衡盐溶液为主，配合适当的胶体液、血浆或全血，恢复循环血量。一般应进行CVP监测维持正常CVP值，适当间断输注红细胞纠正贫血状态，以保证正常的心脏充盈压、动脉血氧含量和较理想的血液黏滞度。脓毒症休克患者，常有心肌和肾脏受损，故也应根据中心静脉压调节输液量和输液速度，防止补液过量导致不良后果。

急性全身感染导致的低灌注的复苏目标包括以下内容，并作为治疗方案的一部分。

（1）平均动脉压≥65mmHg。

（2）尿量＞30ml/h。

（3）中心静脉血氧饱和度（$S_{cv}O_2$）≥0.70或混合静脉血氧饱和度（$S_{\bar{v}}O_2$）≥0.65。

（4）对以乳酸水平升高作为组织低灌注指标的患者，以乳酸水平降至正常作为复苏目标。

3. 纠正酸碱失衡　脓毒症休克的患者，常伴有严重的酸中毒，且发生较早，需及时纠正。一般在纠正酸中毒、补充血容量的同时，经另一静脉通路滴注5%碳酸氢钠200ml，并根据动脉血气分析结果再作补充。

4. 血管活性药物的治疗　经补充血容量、纠正酸中毒后休克未见好转时，应采用血管活性药物治疗，其中以多巴胺和去甲肾上腺素为常用。经过充分液体复苏，血压仍不达标时，为了使平均动脉压≥65mmHg，需要加用血管升压药物，首选去甲肾上腺素；只有当患者心律失常发生风险较低且心排血量较低时，才考虑使用多巴胺。临床上，宜严密细致地监测血压变化，一般每10～30分钟一次，同时观察患者的皮肤颜色、温度、指压恢复时间等相关表现，在有条件的情况下可放置动脉导管进行有创血压监测。

（1）多巴胺　常用剂量2～20μg/（kg·min），目前用于无快速性心律失常，绝对和相对心动过缓的患者。

（2）去甲肾上腺素　静脉输注剂量在0.1～1.0μg/（kg·min），能有效提升平均动脉压。去甲肾上腺素相较于多巴胺在治疗脓毒症休克方面有更大的优势，尤其是在提高平均动脉压、增加外周血管阻力和改善肾功能方面表现突出。

（3）多巴酚丁胺　正性肌力药物。一般适用于心脏充盈压增高和低心排血量提示心功能不全；尽管循环容量充足和平均动脉压达标，仍然持续存在低灌注征象时，可试验性应用多巴酚丁胺，从2μg/（kg·min）开始，最大剂量20μg/（kg·min），或在升压药基础上加用多巴酚丁胺。

5. 糖皮质激素治疗　糖皮质激素能抑制多种炎症介质的释放并稳定溶酶体膜，缓解全身炎症反应。

6. 其他　包括营养支持，对并发的DIC、重要器官功能障碍的处理等。

三、心源性休克

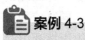 **案例 4-3**

患者，女性，56岁，突发心前区疼痛30分钟，呈压榨性疼痛，伴大汗，含化硝酸甘油不缓解。由家人送来急诊。既往冠心病、高血压、糖尿病病史十余年。入院查体中，突然患者神志模糊，BP 65/40mmHg，P 112次/分，四肢湿冷。

　　问题：1. 患者初步诊断是什么？
　　　　　2. 对该患者如何开展救治？

心源性休克是指由于心脏排血功能障碍导致的血压下降、重要器官供血不足及微循环障碍，患者出现缺血、缺氧、代谢障碍及重要脏器损害的过程。

（一）临床特点

1. 病因 最常见的病因包括由急性缺血、感染和中毒等所致的急性心肌细胞损伤或坏死、急性瓣膜功能不全、心律失常和急性心脏压塞等。

2. 临床表现 有组织器官低灌注的表现，如烦躁不安、焦虑，面色苍白、四肢厥冷、皮肤花斑，出冷汗，外周型发绀，心率快，脉搏细弱甚至摸不到，血压低、少尿、血乳酸升高等。

3. 诊断 心源性休克的诊断必须满足两个条件，一是休克的临床表现，如低血压、少尿、意识改变等；二是存在严重的基础心脏病（广泛心肌梗死、心肌炎、心脏压塞、心律失常等）的基础，即在没有低血容量存在的情况下，收缩压＜90mmHg或平均动脉压＜65mmHg持续30分钟及以上，或需要血管活性药物才能维持收缩压＞90mmHg。

（二）急救处理

1. 初始评估与处置 完善心电图及超声心动图检查。早期无创监测，包括绝对卧床、经皮动脉血氧饱和度（SpO_2）、血压、呼吸频率及连续心电监测等；若SpO_2＜90%，应及时进行氧疗；对于呼吸困难明显的患者，可尽早使用通气治疗；应用升压药，首选去甲肾上腺素。在此基础上，应迅速识别出致命性病因（如急性冠脉综合征、急性肺栓塞、严重心律失常等），尽早给予相应处理。

2. 扩容治疗 心源性休克时，心脏泵血功能及外周循环功能障碍并存，此时补液应严格掌握补液量及补液速度，最好在血流动力学监测下指导补液。无临床征象提示在容量负荷增多的情况下，首先于15～30分钟内给予生理盐水或平衡盐溶液200ml。进行容量负荷试验时，心排血量增加10%～15%提示患者有反应。

3. 正性肌力药物的应用

（1）多巴胺 常用剂量为2～20μg/（kg·min）。

（2）多巴酚丁胺 常用剂量为2～20μg/（kg·min）。

（3）磷酸二酯酶抑制剂（米力农） 选择性抑制心肌和平滑肌的磷酸二酯酶同工酶Ⅲ，可减少cAMP的降解而提高细胞内cAMP的含量，发挥强心与直接扩血管作用。首剂量为25～75μg/kg静脉注射（＞10分钟），继以0.38～0.75μg/（kg·min）静脉滴注。

（4）钙增敏剂（左西孟旦） 可增加急性失代偿性心力衰竭患者的每搏输出量与左室射血分数，改善临床症状，使患者的脑利尿钠肽水平明显下降，安全性良好。负荷量12μg/kg静脉注射（＞10分钟），继以0.10～0.20μg/（kg·min）静脉滴注，维持用药24小时。

四、梗阻性休克

📋 案例 4-4

患者，男性，18岁，消瘦，在学校运动时突发呼吸困难，喘憋伴大汗，面色苍白。由"120"急送来诊，来院查体：神志模糊，端坐呼吸，呼吸出现三凹征，BP 70/45mmHg，R 32次/分，P 135次/分。床旁X线胸片提示右肺纹理消失，肺脏向肺门回缩，呈圆球形阴影，考虑气胸。

问题： 1. 患者初步诊断是什么？如果为休克，属于哪类休克？

2. 如何对该患者进行救治？

梗阻性休克是指血液循环的主要通道（心脏和大血管）受到了机械性的梗阻，造成回心血量和心排血量下降，进而引起循环灌注不良，组织缺血缺氧。梗阻原因以肺动脉栓塞、心脏压塞和张力性气胸最常见。

梗阻性休克的血流量特点是根据梗阻的部位不同而异，多数是由于血流的通道受阻，导致心排血量减少，氧输送下降而引起循环灌注不良，组织缺血缺氧。根据梗阻的部位将梗阻性休克分为心内梗阻性休克和心外梗阻性休克。

1. 血流动力学特点　梗阻性休克的血流动力学特点为低排高阻，其在所有休克类型中所占比例最小，但血流动力学改变最为剧烈，危害也最大，会迅速导致休克甚至死亡。

2. 临床表现　可出现胸痛、呼吸困难、晕厥、低血压、少尿、无尿、头晕等。肺动脉栓塞引发的梗阻性休克患者可有咯血，心脏病引发的梗阻性休克患者可有奇脉、心音遥远、口唇发绀，张力性气胸可出现呼吸困难、呼吸三凹征等表现。

3. 急救处理　应积极治疗病因，迅速解除梗阻，如心脏压塞或瓣膜狭窄的外科治疗、肺栓塞的溶栓治疗等。张力性气胸需要立即行胸腔闭式引流。

五、过敏性休克

案例 4-5

患者，女性，38岁。该患者于15分钟前口服青霉素后，突然出现胸闷、喘鸣，迅速出现四肢湿冷，大汗淋漓，烦躁不安，意识模糊，无四肢抽搐，无恶心、呕吐，无二便失禁，来急诊，以"过敏性休克"收入院。体格检查：T 35.8℃，P 106次/分，R 28次/分，BP 70/40mmHg。意识模糊，烦躁不安，查体不合作。全身皮肤、黏膜发绀，无黄染，皮肤弹性差，未见肝掌、蜘蛛痣。

问题：1. 患者的初步诊断是什么？
　　　2. 如何对该患者进行最优抢救？

过敏性休克是外界某些抗原性物质进入已致敏的机体后，通过免疫机制在短时间内发生的危及生命的严重过敏反应，患者迅速出现血压下降、呼吸困难、意识丧失、抽搐、全身皮疹甚至心搏骤停等表现。过敏性休克通常突然发生而且剧烈，如抢救不及时，可导致患者死亡。

（一）临床特点

过敏性休克包含过敏和休克两个方面。机体接触相应的过敏物质后，全身血管扩张且通透性增加，血浆外渗，血流重新分布，从而导致有效循环血量下降，出现皮肤黏膜潮红、瘙痒及胸闷、气急、急性肺淤血、喉头水肿（这是最重要的死亡原因）等，即过敏表现。一旦出现血压迅速下降、意识障碍、抽搐等循环衰竭表现，即为过敏性休克。以药物导致的过敏反应最常见，起病急，常在数秒至数分钟内发生严重反应，少数患者可在30分钟甚至数小时后才发生反应（称迟发性反应）。严重过敏反应者可在几分钟内死亡。

1. 临床表现　过敏性休克发生时可累及多系统，以循环系统的病变最明显。

（1）循环系统　由于血管扩张、血浆渗出，患者表现为面色苍白、出冷汗、四肢厥冷、心悸、脉弱、血压下降，出现休克。严重者可出现心搏骤停。

（2）呼吸系统　由于喉头、气管、支气管水肿及痉挛或肺水肿，引起呼吸道分泌物增加，出现呼吸困难、胸闷、憋气、喘鸣、发绀，可因窒息而死亡。

（3）神经系统　由于脑缺氧、脑水肿，表现为神志淡漠或烦躁不安。严重者有意识障碍、昏迷、抽搐、大小便失禁。

（4）消化系统　由于肠道平滑肌痉挛、水肿，可引起恶心、呕吐、腹痛、腹泻等。

（5）皮肤、黏膜　由于血浆渗出，可有荨麻疹、血管神经性水肿、皮肤瘙痒等表现，常在过敏性休克早期出现。

2. 体格检查　可出现意识改变、面色苍白或发绀，皮肤可有风团、充血性斑丘疹，结膜充血，脉搏细速、血压低、四肢厥冷、出汗，呼吸困难、两肺痰鸣音或湿啰音，心音低钝，腹部可有压痛等。

（二）急救处理

积极的抗休克治疗和维护呼吸道通畅是挽救患者生命的重要手段。过敏性休克抢救流程如下。

1. 切断过敏原 立刻脱离或停止摄入可疑过敏物质，同时给予吸氧、心电监护，监测生命体征变化。

2. 保证呼吸道通畅 给予4～5L/min高流量吸氧，同时及时清除呼吸道分泌物。必要时气管插管或气管切开。

3. 应用肾上腺素 应用1∶1000肾上腺素注射液，肌内注射，成人每次0.3～0.5ml，如果需要可每15分钟重复一次。

4. 建立静脉通路 如果出现低血压或对起始的肾上腺素剂量无反应，则采取以下措施。①1∶10 000肾上腺素注射液3～5ml，缓慢静脉注射（至少5分钟）。②如果低血压持续存在，予肾上腺素0.1～2μg/（kg·min）或多巴胺2～10μg/（kg·min）持续静脉滴注以维持血压。

5. 使用糖皮质激素类药物 静脉注射地塞米松5～10mg，或氢化可的松200～400mg，也可用甲泼尼龙80～120mg静脉滴注。

6. 抗组胺药 肌内注射异丙嗪25～50mg或静脉注射10%葡萄糖酸钙10～20ml抗过敏治疗。

（赵 丽 柴润国）

第5章
常见危重症状的急救处理

第1节 急性发热

案例5-1

患者，男性，20岁，间断咳嗽、咳痰1月余，伴发热、食欲缺乏，体重下降，体温最高可达39℃，胸部CT发现双肺粟粒结节影，大小、分布、密度均匀，痰结核分枝杆菌阳性，血γ-干扰素释放试验阳性，头孢噻肟钠抗炎治疗效果不佳。

问题： 1. 患者最可能的诊断是什么？

2. 为确诊需要进一步做哪些检查？

体温调节中枢调控人体体温，正常情况下使产热和散热过程呈动态平衡，保持体温在相对恒定的范围内。当机体在致热原作用下或各种原因引起体温调节中枢的功能障碍时，体温升高超过正常范围称为发热，是临床常见急诊症状之一。

口温与肛温虽相对准确恒定，但测量不便。目前测量体温普遍采用腋温。

> **链接**
>
> ### 发 热
>
> 体温（口腔温度）37.3～38.0℃为低热，38.1～39.0℃为中等度发热，39.1～41.0℃为高热，41.0℃以上为超高热。

一、发病机制

发热是病理性的体温升高，是人体对致病因子的一种全身性反应。人体的大部分发热均可能与致病原作用于体温调节中枢有关。

1. 致热原性发热 致热原包括外源性致热原和内源性致热原两大类。

（1）外源性致热原 如微生物、病原体及其产物，炎症渗出液、无菌性坏死组织、抗原抗体复合物等。外源性致热原不能直接作用于体温调节中枢，而是通过激活血液中的中性粒细胞、嗜酸性粒细胞和单核吞噬细胞系统，使其产生并释放内源性致热原引起发热。

（2）内源性致热原 又称白细胞致热原，如白介素、肿瘤坏死因子和干扰素等。一方面，致热原通过血-脑脊液屏障直接作用于体温调节中枢的体温调定点，使调定点（温阈）上升，体温调节中枢必须重新对体温加以调节并通过垂体内分泌因素使代谢增加或通过运动神经使骨骼肌阵挛（临床表现为寒战），使产热增多；另一方面，可通过交感神经使皮肤血管及竖毛肌收缩，排汗停止，散热减少。这一综合调节作用使产热大于散热，体温升高而引起发热。

2. 非致热原性发热 包括体温调节中枢直接受损，如脑外伤、出血、炎症；产热过多的疾病，如癫痫持续状态、甲状腺功能亢进等；散热减少的疾病，如广泛性皮肤病、心力衰竭等。

二、临床表现

1. 热型

（1）稽留热　体温持续在39~40℃达数天或数周，体温每天波动范围不超过1℃，多见于肺炎链球菌肺炎和某些传染病，如伤寒、恙虫病、斑疹伤寒、流行性乙型脑炎、系统性红斑狼疮等。

（2）弛张热　体温在39℃以上，每天体温波动幅度很大，24小时体温波动达2℃以上，体温最低时一般仍高于正常水平，多见于败血症、脓毒血症、重症结核病、感染性心内膜炎及恶性组织细胞病。

（3）间歇热　高热期与低热期交替出现，体温波动幅度可达到数度。不热期持续1天乃至数天，反复发作，多见于疟疾、急性肾盂肾炎、化脓性局灶性感染等。

（4）回归热　体温急剧升高至39℃或以上，持续数天后又骤然下降至正常水平。高热期与无热期各持续若干天，即规律性地相互交替，见于回归热、淋巴瘤、周期热等。

（5）波状热　体温逐渐升高至39℃或以上，数天后又逐渐下降至正常水平，数天后又逐渐升高，如此反复多次。常见于布鲁氏菌病、淋巴瘤等。

（6）不规则热　发热持续时间、体温波动无一定的规律，可见于结核病、风湿热、流行性感冒、普通感冒、支气管肺炎、渗出性胸膜炎、感染性心内膜炎等。

2. 起病　急性感染性疾病，起病多急，病程偏短。短程发热最常见的是病毒感染，其次是细菌感染，而一般非感染性发热，发病多缓，病程偏长。

3. 寒战　是由于致热原急剧作用于机体所引起，临床表现为皮肤血管急剧收缩、肌肉颤动与高度的寒冷感。常见于大叶性肺炎、败血症、急性胆囊炎、急性肾盂肾炎、疟疾、输血反应等。

4. 神经系统症状　发热伴有神经症状（如头痛、呕吐、昏迷、惊厥、脑膜刺激征等），一般病变在中枢神经系统，应考虑脑膜炎、脑炎、脑血管意外、蛛网膜下腔出血、中暑等。但儿童发生高热惊厥，不一定有严重脑部病变；年老患者发生严重感染时常出现意识变化，而体温未必很高。

5. 支气管或胸膜疾病　发热伴有咳嗽、气急、咯血、咳痰、胸闷气短等呼吸道症状，提示有支气管或胸膜疾病。可有相应体征，如肺部干湿啰音、胸腔积液等，呼吸>35次/分，缺氧明显时需警惕急性呼吸窘迫综合征。

6. 泌尿系统疾病　发热伴有肋脊角、腰肋部疼痛及尿频、尿急、尿痛、脓尿、血尿者，并有肾区叩击痛，提示泌尿系统疾病。

7. 风湿热　发热伴有面部蝶形红斑、多形性红斑、关节肌肉痛、多脏器损害，支持系统性红斑狼疮，可有相应免疫系统检查异常；发热伴环形红斑、结节性红斑、游走性关节痛、心脏杂音、肾损害等，应考虑风湿热。

8. 消化系统感染　发热伴有腹痛、腹泻、恶心、呕吐，提示消化系统感染（如急性胃肠炎、胆囊炎、急性胰腺炎、溃疡性结肠炎、克罗恩病、肠结核等）。发热伴有黄疸常见于急性肝炎，如同时伴腹痛应考虑急性胆囊炎，肝硬化患者发热伴有腹痛考虑原发性腹膜炎；发热伴有腹壁揉面感，应考虑结核性腹膜炎可能。部分肺炎、胸膜炎患者也可能出现上腹痛。

9. 发热伴有皮疹　发热1天后出现皮疹，见于水痘；2天后出现皮疹，见于猩红热；3天后出现皮疹，见于天花；4天后出现皮疹，见于麻疹；5天后出现皮疹，见于斑疹伤寒；6天后出现皮疹，见于伤寒。

10. 发热伴有出血　应考虑流行性出血热、钩端螺旋体病、过敏性紫癜等。

11. 发热伴有淋巴结肿大　发热伴淋巴结肿大，有压痛、肝脾大、血淋巴细胞增多，考虑传染性单核细胞增多症；全身淋巴结肿大无压痛，见于急性淋巴细胞白血病、淋巴瘤。发热伴局部淋巴结肿大有压痛，考虑淋巴结炎症；局部淋巴结肿大、质硬无压痛，考虑癌转移可能。

12. 发热伴肝脾大

（1）病毒感染　常见于病毒性肝炎、巨细胞病毒、EB病毒感染。

（2）细菌感染　常见于败血症、伤寒、布鲁氏菌病。

（3）寄生虫感染　常见于血吸虫病、疟疾、黑热病。

（4）血液病　常见于白血病、恶性组织细胞病、淋巴瘤。

（5）变态反应病　常见于药物热、血清病等。

13. 发热伴有心功能不全　见于风湿热、甲状腺功能亢进、心肌炎等。

三、诊断和鉴别诊断

（一）流行病学史

发热疾病的流行病学史非常重要，尤其是传染病的流行病学史尤为重要。有麻疹、腮腺炎、手足口病接触史的儿童出现发热，应首先进行上述疾病的筛查；大多数传染病有明显的季节性，流行性感冒多发生于冬春季节，流行性乙型脑炎、疟疾及肠道传染病（如伤寒、痢疾）多发生于夏季。有些传染病（如麻疹、猩红热、伤寒、天花等）有永久性免疫，很少第二次患病，判断这类疾病时，应参考有无免疫接种。疾病的地理分布对诊断也有重要意义，如血吸虫病流行于南方各省，钩端螺旋体病与流行性出血热患者大多数来自农村，均以鼠类为重要传染源，患者常有疫水接触史或野外作业史。与鸟类密切接触的发热患者应考虑鹦鹉热和隐球菌感染，有牛羊接触史的发热合并全身症状者应考虑布鲁氏菌病。食物中毒时，食物和水的病原学检查非常重要。

（二）辅助检查

1. 实验室检查　病毒、支原体、衣原体、真菌、结核感染，血常规一般正常，病毒感染有时伴有淋巴细胞升高，血常规检查示白细胞总数和中性粒细胞升高常见于细菌性感染；嗜酸性粒细胞升高见于寄生虫病或过敏性疾病。发热患者的尿常规检查有时出现轻度蛋白尿，但如果遇尿路炎症、肾结核、肾脏肿瘤、多动脉炎、系统性红斑狼疮等疾病时，则可能出现显著蛋白尿并有血尿或脓尿。有腹泻者应做粪便常规检查，检出红细胞、白细胞有助于对肠炎、痢疾的诊断。显微镜下若见有寄生虫虫卵或阿米巴滋养体，则可确诊。

2. 血清学检查　对发热的诊断有一定价值，如肥达反应、外斐反应、钩端螺旋体病的凝集溶解试验、流行性乙型脑炎的补体结合试验、风湿病的抗链球菌溶血素O试验、系统性红斑狼疮的抗核抗体检查等。

3. 微生物检测　血、咽拭子、痰、支气管灌洗液、尿、活体组织标本培养对感染性疾病的诊断非常重要，可以判断为哪种病原微生物感染，同时可进行耐药检测，为临床选择抗生素提供依据。

4. 影像学检查　可判断引起发热的病变部位，从而判断疾病可能诊断，进行进一步的检查。

（1）X线检查　长期发热患者应常规进行胸部X线检查，了解心肺和膈的情况，必要时做胸部CT除外急性血行播散性肺结核和肿瘤等。尿路感染和肾肿瘤患者作静脉肾盂造影检查有无梗阻或畸形也是重要诊断方法。

（2）CT扫描　对肺部及腹腔内脏病变的诊断有重要价值，如肝扫描，有助于肝内占位性病变如肝癌与肝脓肿的诊断，也可发现脾脓肿等病变。CT对诊断骨盆内、膈下及腹腔深部隐蔽性脓肿（尤其能发现腹膜后病灶如淋巴瘤、脓肿、血肿等）均有重要价值。

（3）超声检查　常用于淋巴结、腹腔积液、腹部疾病和盆腔疾病的检查。

（4）正电子发射断层显像（PET）　不仅可进行全身扫描，还可同时提供病灶的功能改变和形态改变，弥补了CT或MRI的不足。

四、急诊处理

1. 控制体温　体温≤39℃的发热，维持水电解质平衡即可而无须特别处理。高热可引发过度免疫反应，引起酸碱平衡紊乱、细胞蛋白变性、组织缺氧和多系统损伤，甚至出现意识改变（如意识模糊、定向障碍、癫痫等）。此时应积极使用物理降温及解热镇痛药，使体温降至39℃以下，同时维持水电解质平衡。此时不推荐单独使用物理降温，否则会增加产热代谢率和氧耗，仅推荐在解热镇痛药下调节体温调定点时联合使用。对于＞40℃或可引起脑组织损伤的感染性休克风险的超高热患者，可在应用退热药物的基础上，用冷水或冰水擦拭皮肤，或擦拭皮肤后使用风扇、冰毯和冰袋增加水分的蒸发，以达到快速控制核心体温、保护脏器的目的。

2.一般治疗 包括卧床休息，充分补充水分、营养，对病情较重有脱水者，应纠正水电解质紊乱。

3.对症处理 抗炎、抗休克治疗等。

第2节 昏 迷

案例5-2

患者，男性，59岁，因上班时突发头痛2小时、昏迷1小时，由"120"送来急诊。既往有高血压、糖尿病病史。查体：T 36.2℃，BP 220/110mmHg，呼之不应，双侧瞳孔不等大，口角偏斜，有流涎，病理征阳性，血糖11.2mmol/L。

问题：1.患者目前最可能的诊断是什么？
2.需要与哪些疾病鉴别？

昏迷是最严重的意识障碍，表现为意识内容和觉醒状态完全丧失，对外界刺激长时间或持续无反应，不能被唤醒、无意识和自主运动完全丧失。昏迷是临床上常见的急危症状，病死率高。

一、病 因

（一）颅内疾病

1.脑血管病 见于脑出血、大面积脑梗死、蛛网膜下腔出血、颅内夹层动脉瘤、羊水栓塞、动脉栓塞、血管炎等。

2.颅内占位性病变 见于脑干肿瘤、脑转移瘤、垂体瘤、小脑肿瘤等。

3.闭合性颅脑损伤 见于脑震荡伤、脑挫裂伤及外伤性颅内血肿等。

4.颅内感染性疾病 病原体可能为细菌、真菌、病毒、结核分枝杆菌等，见于化脓性脑膜炎、流行性乙型脑炎、脑部结核、脑脓肿、小脑脓肿等。

5.颅内压增高 见于急性脑积水等。

6.其他 见于癫痫、脑干脱髓鞘性疾病等。

（二）全身性疾病

1.心血管疾病 常见于冠心病、主动脉夹层、心肌炎、心律失常、心力衰竭、心脏压塞、高血压脑病、颅内压增高。

2.呼吸系统疾病 常见于重症肺炎、肺栓塞、气胸、肺癌等。

3.代谢性疾病及水电解质紊乱 常见于各种酸中毒或碱中毒、高钠血症或低钠血症、高钙血症或低钙血症、高磷血症、高钾血症、糖尿病酮症酸中毒、低血糖、高渗性高血糖状态等。

4.内分泌系统疾病 常见于甲状腺危象、甲状旁腺功能亢进或减退、嗜铬细胞瘤、黏液性水肿等。

5.颅外感染 病原体或毒素随血液循环达到脑组织引起脑功能损伤所致，如大叶性肺炎、中毒性细菌性痢疾、败血症等。

6.多器官功能衰竭 常见于肝衰竭、肾衰竭、呼吸衰竭、心力衰竭等。

（三）外因性损伤和中毒

1.中毒 ①工业毒物：氰化物、甲醛等；②植物类：毒蘑菇等；③农药：有机磷等；④药物：镇静药、麻醉药、抗精神病药物等。

2. 理化因素　常见于热射病、低温症、电击伤等。

3. 缺氧、缺血　常见于一氧化碳中毒、胰岛素过量、窒息、溺水、高山病等。

二、临床表现

（一）典型症状

患者在昏迷前一般先有头晕、头痛、视物模糊、胸痛、心悸、胸闷、乏力等先兆症状，随后晕倒，最后发展为昏迷。因造成昏迷的原因不同，症状也有所不同，也可伴发其他症状如恶心、呕吐、发热、抽搐、出血、大小便失禁等。

（二）昏迷程度

按严重程度可分为浅昏迷、中度昏迷和深昏迷3级。

1. 浅昏迷　患者随意运动丧失，可有较少的无意识自发动作，表现为睁眼反应消失或偶见眼睑半开，无自发言语和有目的活动。对周围事物及声、光等刺激全无反应，对强烈刺激如疼痛刺激可有回避动作及痛苦表情，但不能觉醒。角膜反射、瞳孔对光反射、眼球运动、吞咽反射、咳嗽反射基本保留，生命体征无明显改变。

2. 中度昏迷　对周围事物和一般的刺激均无反应，对强烈疼痛刺激可见防御反射活动，角膜反射减弱或消失，瞳孔对光反射迟钝、眼球无转动。呼吸节律紊乱，呼吸不均匀。

3. 深昏迷　对外界任何刺激均无反应，全身肌肉松弛，无任何自主运动。眼球固定，瞳孔散大，各种反射消失。此时生命体征有明显改变，呼吸不规则，血压或有下降。

链接

格拉斯哥昏迷评分量表

格拉斯哥昏迷评分量表（Glasgow coma scale，GCS）评估有睁眼反应、语言反应和运动反应3个方面，分值累计即为昏迷指数（表5-1）。最高为15分，表示意识清楚；13～14分为浅昏迷，9～12分为中度昏迷，3～8分为深昏迷。

表5-1　格拉斯哥昏迷评分量表（GCS）

项目	状态	记分	实得分
睁眼反应	自动睁眼	4	
	呼唤睁眼	3	
	刺痛睁眼	2	
	无睁眼	1	
语言反应	正确对答	5	
	回答错误	4	
	语无伦次	3	
	只能发音	2	
	无发音	1	
运动反应	能按指令发出动作	6	
	刺痛能定位	5	
	刺痛有肢体退缩反应	4	
	刺痛有肢体过度屈曲	3	
	刺痛有肢体过度伸展	2	
	刺痛无反应	1	
总分			

三、诊断与鉴别诊断

（一）诊断

首先判断患者的生命体征，根据病史、全面的体格检查，尽快评估昏迷的危险程度。目前医学上评估患者昏迷程度，多采用GCS进行评分测定。

（二）鉴别诊断

1. 癫痫发作 患者肢体抽搐发生在意识丧失之前或与之同时。抽搐持续时间长，与体位改变和情景无关，不分场所和时间。发作后常出现意识模糊，少则几分钟，多则几小时。部分患者发作后可有嗜睡或精神障碍。

2. 晕厥 是一过性广泛性大脑低灌注引起的短暂性意识丧失状态。晕厥发作很突然、短暂且具有自限性。可持续数秒或数分钟，大部分不超过30秒，恢复后无特殊不适。无神经系统阳性体征、无脑膜刺激征。

3. 眩晕 是一种发作性的客观不存在而主观坚信自身和（或）外物按一定方向旋转的运动幻觉。患者神志清楚，对答正常，不敢睁眼。

（三）病因诊断

根据病史、临床表现及相关的检查进行病因诊断。

1. 生命体征

（1）体温 急性昏迷伴高热多见于脑室、脑干出血及甲亢危象、热射病。

（2）呼吸 呼吸浅慢可见于抗精神病药和麻醉药中毒导致的昏迷；呼吸深长见于糖尿病酮症酸中毒和尿毒症昏迷；鼾声呼吸见于脑出血和大面积脑梗死导致的昏迷；潮式呼吸见于中枢神经系统疾病导致的昏迷。

（3）脉搏 昏迷者的脉搏紊乱，有可能是严重心律失常如室性心动过速、心室颤动导致的昏迷；脉搏缓慢，有可能是病变致颅内压增高导致的昏迷。

（4）血压 昏迷伴血压升高见于脑出血、大面积脑梗死、脑栓塞、高血压脑病及尿毒症等。昏迷伴血压降低见于糖尿病酮症酸中毒、休克、甲状腺功能减退、阿-斯综合征、肾上腺皮质功能减退等药物。

2. 伴随症状

（1）抽搐 多见于癫痫及脑血管病。

（2）既往有"三高"（血压、血脂、血糖）的急性昏迷者多见于急性脑血管病、高血压脑病等。

（3）气味 昏迷伴烂苹果味见于糖尿病酮症酸中毒；昏迷伴尿臭味见于尿毒症；昏迷伴肝臭味见于肝性脑病；昏迷伴大蒜味见于有机磷中毒；昏迷伴酒味见于酒精中毒等。

3. 体格检查

（1）脑膜刺激征检查：阳性者见于脑膜炎、蛛网膜下腔出血、脑疝。

（2）瞳孔检查：①双侧瞳孔缩小呈针尖样，常见于有机磷、吗啡、催眠药中毒和脑桥出血。②双侧瞳孔散大，见于阿托品类药物、酒精及氰化物中毒，脑室出血、低血糖昏迷、癫痫发作及深昏迷。③瞳孔时大时小，见于脑水肿或早期脑疝。④双侧瞳孔不等大，见于脑疝，但要注意患者有无白内障、青光眼、眼部手术史等。

（3）反射检查：①脑干反射，如角膜反射、瞳孔对光反射等。②浅反射，如角膜反射、跖反射、腹壁反射、提睾反射和肛门反射等。③深反射，如桡骨膜反射、肱二头肌反射及肱三头肌反射、霍夫曼征、膝反射及踝反射。④病理反射，如巴宾斯基征、奥本海姆征、戈登征、查多克征等。

4. 辅助检查

（1）实验室检查　血、尿、粪便常规，C反应蛋白，红细胞沉降率；肝功能、肾功能、血糖、血氨、心肌损伤标志物、利钠肽、电解质等检查；血气分析等。

（2）相关检查　心电图、心电监护及经皮动脉血氧饱和度检测；头部CT、头部磁共振成像（MRI）、数字减影血管造影及颈部磁共振成像，脑电图、脑血流图；胸部CT、腹部B超等。

（3）脑脊液检查　可了解颅内压力改变，有助于对颅内有无出血及颅内感染的诊断。正常脑脊液无色透明、均匀一致，脑脊液浑浊见于细菌性脑膜炎或化脓性脑膜炎，血性脑脊液见于蛛网膜下腔出血或脑出血。

四、急诊处理

（一）一般治疗

1. 保持患者呼吸道通畅，吸氧，必要时气管插管或切开行人工呼吸。

2. 使患者采用稳定的侧卧位。

3. 建立静脉通道，维持循环功能，对于呼吸、心搏停止者应立即行心肺复苏。

4. 严密监测生命体征，如有异常及时处理。

（二）病因治疗

1. 休克　应迅速扩充血容量，使用血管活性药物，使平均动脉压达到65mmHg。

2. 外伤　加压包扎，控制出血；保护脊髓、骨骼。疑有骨折者应尽量减少搬动；疑有颈段脊柱损伤者应上颈托。

3. 保护脑部和脑复苏治疗

（1）亚低温治疗　使中心体温降至32～34℃，持续12～24小时。

（2）降温措施　体表大血管处放置冰袋、冰毯或冰水擦浴，头部使用冰帽。

4. 降低颅内压

（1）20%甘露醇125～250ml，每4～6小时一次，快速静脉滴注。

（2）呋塞米0.5～1.0mg/kg，每6～8小时一次，静脉注射。

5. 抽搐和癫痫发作　可用苯二氮䓬类药物、苯妥英钠和巴比妥类药物。

6. 减轻脑损害　可选用尼莫地平、维拉帕米、氟桂利嗪等。

7. 其他　如感染者用抗生素治疗，纠正低血糖，一氧化碳中毒者可给予高压氧治疗，维护水电解质平衡，有机磷中毒者可予阿托品治疗，必要时行抗心律失常、强心、降压等治疗。

第3节　急性胸痛

案例 5-3

　　患者，男性，53岁，因胸闷1周，加重5小时就诊。患者于1周前无明显诱因出现胸前区憋闷不适，呈游走性，十几分钟后可自行缓解。5小时前无明显诱因再次出现心前区胸闷，持续不缓解，程度较前加重，伴后背放射痛，自行含服速效救心丸未见明显缓解，急来就诊。心电图检查：V_1～V_6导联T波高尖，V_1～V_6导联ST段抬高。心肌酶检测：心肌肌钙蛋白I（cTnI）0.163ng/ml、肌红蛋白定量205.3ng/ml，血肌酸激酶（CK）512IU/L、肌酸激酶同工酶（CK-MB）40IU/L、血清乳酸脱氢酶（LDH）比色法测定LDH 650IU/L。

　　问题：1. 对该患者最可能的诊断是什么？

　　　　　2. 诊断依据是什么？

　　　　　3. 急救措施是什么？

　　急性胸痛（acute chest pain）是急诊常见的主诉症状，主要由胸部疾病引起，它可能是一些致命性疾病的主要临床表现，如急性冠脉综合征（acute coronary syndrome，ACS）、主动脉夹层（aortic dissection，AD）、肺栓塞等，也包括一些非致命性疾病，如心包炎及胸部损伤等。由于个体对疼痛耐受性的差异，胸痛的剧烈程度不一定与原发疾病的轻重相一致，这就要求我们快速找出病因，并给予及时正确的处理。

一、病因及发病机制

　　胸痛多为各种理化因素、创伤及恶性肿瘤等经脊髓后神经根传入纤维所致，也可由多重因素导致。

　　1. 胸肺部疾病　膈胸膜受累时疼痛可向肩部、上腹及腹部放射，当气管及支气管神经受刺激时，亦可引起胸痛。引起胸痛的胸肺部疾病常见于肺炎、气胸、胸膜炎（干性或少量渗出液）及胸膜粘连、肺栓塞、胸膜肿瘤、气管支气管炎等。

　　2. 心血管疾病　如心肌梗死、心绞痛、主动脉夹层、主动脉瘤、心肌炎及心包炎等。

　　3. 肝胆疾病　疼痛常在右胸或右肩部，如肝内胆管结石、肝癌等。

　　4. 纵隔及食管疾病　如食管黏膜撕裂症、食管裂孔疝、食管炎及纵隔肿瘤等。

　　5. 胸壁疾病　如肋间肌炎、创伤、带状疱疹、肋间神经痛等。

　　6. 损伤性因素　作用于肋间的躯体感觉神经，或支配心脏、主动脉、气管与支气管的内脏感觉神经传至大脑皮质引起胸痛。

二、临床特点

　　1. 胸痛部位　很多疾病引起的胸痛常有一定范围。如胸壁及胸廓疾病引起的胸痛常固定在病变部位，局部有明显压痛；带状疱疹是沿一侧肋间神经分布为成簇水疱，并伴剧烈的神经痛，疱疹不超过体表中线；肋软骨炎多侵及胸骨旁第2～4肋软骨，局部隆起，有压痛；肺尖部肺癌引起的疼痛多以肩部、腋下为主，向上肢内侧放射；肝胆疾病引起的胸痛多在右下胸、右肩部；心绞痛及心肌梗死所致疼痛常位于胸骨后方或心前区及剑突下；纵隔及食管疾病引起的胸痛常在胸骨后；自发性气胸、胸膜炎及肺梗死引起的胸痛多在患侧的腋前线及其腋中线附近。

　　2. 胸痛性质　胸痛的表现多种多样。带状疱疹呈刀割样痛或烧灼痛，剧烈难忍；肋间神经痛呈烧灼痛或刺痛；食管炎多为烧灼痛；心绞痛常呈压榨样痛，伴有压迫感和窒息感；急性心肌梗死疼痛则更剧烈，持续时间长，并伴有恐惧和濒死感；干性胸膜炎常呈尖锐刺痛或撕裂痛；主动脉夹层为突发胸背部撕裂样痛；肺梗死表现为突然剧烈刺痛或绞痛，并伴有呼吸困难与发绀；原发性肺癌可有极难受的胸部闷痛或刺痛。

　　3. 持续时间　胸痛可呈阵发性或持续性。平滑肌痉挛或血管狭窄缺血所致疼痛为阵发性；肿瘤、炎症、栓塞或梗死所致疼痛呈持续性；心绞痛发作为阵发性，一般持续1～3分钟即止，而心肌梗死疼痛多持续1小时，甚至更长时间。

　　4. 影响胸痛的因素　包括发生诱因，加重与缓解因素。心绞痛常于劳累、精神紧张时发生，休息、含服硝酸甘油后可很快缓解，而对心肌梗死的疼痛则无效；胸膜炎、自发性气胸和心包炎的胸痛则可随深呼吸与咳嗽而加剧；反流性食管炎的胸骨后烧灼痛，饱餐后出现，仰卧或俯卧位加重，服用质子泵抑制剂（PPI）和促胃动力药后可减轻或消失。

三、诊断及鉴别诊断

　　1. 病因诊断　胸痛的病因与伴随症状有关：①伴吞咽困难，多为食管疾病，如反流性食管炎；②伴呼吸困难，多为肺部较大范围病变，如肺栓塞、大叶性肺炎、自发性气胸、渗出性胸膜炎等；③伴咳嗽或咯血，多为肺部病变，如肺炎、肺结核、支气管扩张症、肺癌等；④伴血压下降或休克表现，多考虑心肌梗死、主动脉夹层、主动脉瘤破裂和大面积肺栓塞等。

2. 辅助检查 结合临床表现、伴随症状与体格检查，再选择辅助检查，以尽快明确诊断。

（1）心电图 对心绞痛、心肌梗死有重要诊断价值。对胸痛患者，应及时描记发作时的心电图，即使首次没有发现异常，1～2小时后也要重复检查或进行心电监测。

（2）生化检查 中性粒细胞增高见于急性炎症；血脂升高见于动脉硬化等心血管疾病；肌酸激酶同工酶（CK-MB）升高提示有心肌坏死；心肌肌钙蛋白T（cTnT）和心肌肌钙蛋白I（cTnI）比CK-MB具有更高的特异性和敏感性；D-二聚体增高提示凝血及纤溶酶原活性增强。

（3）胸部X线、CT检查 也有助于心、肺、骨骼疾病诊断，如气胸、肋骨骨折；CT扫描主动脉夹层患者可有主动脉双管征。

（4）磁共振血管成像（MRA） 可显示主动脉夹层的真、假腔和累及范围。

（5）B型超声（B超） 可用于肝脏疾病、心包炎及静脉血栓等疾病的诊断和鉴别。

3. 急诊常见胸痛疾病的特点

（1）急性冠脉综合征（ACS） 是由于冠状动脉粥样斑块表面出现破溃，血小板黏附并聚集在破溃斑块表面，与纤维蛋白原相互结合产生纤维蛋白，进而激活了凝血系统。它包括急性ST段抬高心肌梗死（ST segment elevated myocardial infarction，STEMI）和急性非ST段抬高急性冠脉综合征（non-ST segment elevated-ACS，NSTE-ACS），后者包括不稳定型心绞痛（unstable angina，UA）和非ST段抬高心肌梗死（non-ST segment elevated myocardial infarction，NSTEMI）。

ACS是冠心病的一种严重类型，也是成人心脏性猝死的最主要原因。常见于老年男性及绝经后女性，吸烟、高血压、糖尿病、高脂血症、腹型肥胖及有冠心病家族史的患者更容易发病。ACS患者主要表现为胸痛或胸闷等，典型表现为发作性胸骨后闷痛、紧缩压榨感或压迫感，可向左上臂、下颌、颈肩部或左前臂尺侧放射，呈间断性或持续性，伴有呼吸困难、出冷汗、恶心、呕吐、头晕目眩和焦虑等。

心电图检查STEMI可以有ST段抬高、宽而深的Q波及T波倒置这些典型表现；而NSTE-ACS需要注意ST-T波的动态变化。肌酸激酶同工酶升高提示有心肌坏死，起病后4小时内增高，16～24小时达高峰；心肌肌钙蛋白T增高是诊断心肌梗死的敏感指标。

（2）主动脉夹层 起病急，胸骨后心前区撕裂样剧痛，向背部、腹部、腰部放射，持续时间较长。主动脉夹层可累及分支动脉，引起动脉闭塞，产生脑、肢体、肾脏及其他腹腔脏器缺血的表现；如累及主动脉瓣，可出现急性心力衰竭、低血压和晕厥；累及冠状动脉，可出现心绞痛；累及椎动脉，可出现头晕、偏瘫；累及腹主动脉，可出现剧烈腹痛、呕吐；累及肾动脉，可引起急性肾衰竭或肾性高血压。如果血肿破裂，可引起胸痛、呼吸困难及失血性休克。患者多有原发性高血压病史，CT扫描可有主动脉双管征，主动脉计算机体层血管成像（CTA）和磁共振血管成像检查具有较高的诊断价值，可显示主动脉夹层的真、假腔和累及范围。

链接

什么是主动脉夹层？

主动脉的管壁分为3层：具有平滑内衬的内膜、具有一定强度和弹性的中膜、分布着营养和神经的外膜。3层膜之间本来应该是紧密衔接的。当硬化动脉内膜破损时，高速、高压的血流穿过内膜冲入中膜，撕开中膜形成另一个可容纳血液的腔隙，这个异常的管腔就叫主动脉夹层。

（3）自发性气胸 是指在无外伤的情况下，肺组织及脏胸膜突然破裂而引起的气胸。多由胸膜下肺大疱破裂而引起，也可以来自囊性肺纤维化、肺肿瘤、肺感染等这些肺部基础疾病。

表现为突然发作的剧烈胸痛，伴进行性呼吸困难，严重时可有发绀、大汗、心率加快等表现；胸部叩诊患侧呈鼓音、呼吸音减弱或消失，健侧呼吸音增强。X线检查可见患侧肺被气体压缩，纵隔向健侧偏移。

（4）急性肺栓塞 是由栓子堵塞肺动脉主干或分支引起肺循环障碍而出现的一系列临床和病理生理综合征。常见的栓子是血栓，也可以是脂肪、羊水、空气等。肺栓塞的症状往往缺乏特异性，胸痛是肺栓塞的常见表现，另外可有呼吸困难、咯血、晕厥或休克等症状。心电图有电轴右偏、肺性P波的改变；X线胸片呈现肺部斑片状或楔状阴影，一侧膈肌抬高；肺血管造影是诊断肺栓塞最准确而可靠的措施，可发现肺血管内缺损或肺动脉断流。

（5）肋软骨炎 好发于20～30岁的女性，多与劳损或外伤有关，病变部位以第2～3肋软骨最常见，疼痛范围较小，只局限在一个小的区域，与呼吸、咳嗽震动有关，可持续数天至数周；体检时肋软骨处可见有隆起，触压时有压痛。

四、急诊处理

1. 病因治疗 引起胸痛的疾病很多，其治疗以去除病因为主。

2. 对症治疗 根据病情轻重，应首先控制胸痛，如心肌梗死、肺栓塞所致胸痛，应首先用强镇痛药，如盐酸哌替啶（杜冷丁）、吗啡等；对一般胸痛如肋软骨炎，可口服非甾体抗炎药、镇痛药（如曲马多）等。

3. 初步治疗

（1）急性冠脉综合征

1）立即静卧、吸氧，监测生命体征、血氧饱和度，建立静脉通道。

2）抗血小板治疗：如果没有禁忌证，可嚼服阿司匹林300mg，继以75～100mg/d长期维持；再加一种P2Y12受体拮抗剂（替格瑞洛180mg负荷量，以后90mg/次，2次/日；或氯吡格雷300～600mg负荷量，以后75mg/次，1次/日）。

3）抗凝治疗：早期介入选普通肝素或比伐卢定，经静脉溶栓者选普通肝素或低分子量肝素，拟行非介入治疗宜用磺达肝癸钠或低分子肝素。常规行心电图检查以帮助确诊，同时做好电除颤和心肺复苏的准备。吸氧流量为4L/min，使SpO_2保持在93%以上。必要时给予静脉注射吗啡2～4mg，可重复使用。根据患者实际情况给予硝酸甘油5～10mg（加入5%葡萄糖溶液250～500ml中静脉滴注）、β受体阻滞剂、他汀类药物、血管紧张素转化酶抑制剂（ACEI）或血管紧张素Ⅱ受体阻滞剂（ARB）及抗心律失常药物。

4）对于急性ST段抬高心肌梗死患者，在上述抗血小板及他汀类药物治疗的同时，采用溶栓或介入治疗，尽早地开通梗死动脉，以降低死亡率、减少并发症。

（2）主动脉夹层 立即给予降压治疗，防止血管破裂。首选β受体阻滞剂，还可以选用血管紧张素转化酶抑制剂、硝普钠、钙通道阻滞剂等降压药。尽早采取介入治疗、人工血管置换术或腔内隔绝术等外科治疗。

（3）自发性气胸 积气量＜500ml的患者无须特殊处理，一般在2周内可自行吸收。大量气胸须进行胸腔穿刺或放置胸腔闭式引流，以减轻积气对肺和纵隔的压迫，促进肺尽早膨胀。如果仍然不能控制，可考虑行胸腔镜肺大疱切除、胸膜固定术。

（4）急性肺栓塞 保持患者安静，吸氧以缓解缺氧症状，可给予吗啡、哌替啶、可待因镇静、镇痛；静脉滴注多巴胺提高心排血量；如合并支气管痉挛可应用氨茶碱、二羟丙茶碱（喘定）等支气管舒张剂来改善呼吸。然后选择溶栓、抗凝治疗，消除血栓。

（5）肋软骨炎 尽量减少上肢的负重动作，口服氯唑沙宗0.4g和泼尼松10mg，3次/日。疼痛严重时可用0.5%利多卡因2ml加泼尼松龙25mg行痛点局部封闭，每周1次，2～3次后症状多能缓解。

第 4 节 急 性 腹 痛

案例 5-4

患者，女性，56 岁。因右上腹阵发性绞痛伴发热 10 小时就诊。

昨晚聚餐后即感右上腹疼痛，向后背放射，伴发热、寒战、恶心，未呕吐。既往有"胆石症"病史，3 年前于外院行"保胆取石"手术。术后症状一度缓解，半年后腹痛开始复发，多于油腻饮食后发作，无发热及黄疸。

查体：T 38.8℃，P 90 次 / 分，R 24 次 / 分，BP 130/80mmHg。神清合作，皮肤、巩膜黄染；腹平坦，可见右肋缘下小切口瘢痕，未见肠型及蠕动波，右上腹轻度压痛，无肌紧张或反跳痛，墨菲征（＋），肠鸣音 3 次 / 分。

问题：1. 结合以上病例摘要作出初步诊断，为支持诊断还需要做哪些检查？

2. 写出其诊断依据。

3. 如何对该患者进行紧急处置？

急腹症（acute abdomen）指以急性腹痛为主要表现，需要紧急处理的腹部疾病的总称。急腹症病情复杂，它涉及内、外、妇、儿等多学科，具有发病急、进展快、变化多、病情重的特点，诊断和处理不当可能给患者造成严重后果。

一、病 因

（一）腹内疾病

1. 腹腔器官的炎症 包括细菌感染或化学刺激，如穿孔所致的胃液、肠液、胆汁、胰液的外漏及内脏破裂、出血等病变。急性胃炎、急性肠炎、急性阑尾炎、急性胆囊炎、急性胰腺炎、盆腔炎等均是以腹痛为主要症状。

2. 急性穿孔或破裂 空腔脏器发生穿孔或破裂，如消化道穿孔，肝破裂，脾破裂，异位妊娠破裂等。

3. 空腔脏器的梗阻 如胃、十二指肠、小肠、结肠、胆管、输尿管等部位的梗阻，其原因为炎症、溃疡、蛔虫、结石、肿瘤等。

4. 供血失常 可能因脏器的血运障碍，如肠系膜动脉栓塞。也可能因脏器的扭转或压迫，如绞窄性疝、肠扭转、卵巢肿瘤蒂扭转等。

（二）腹壁疾病

急腹症的腹壁疾病常见于自发性腹膜炎、结核性腹膜炎、腹壁脓肿等。

（三）腹外疾病

1. 胸腔疾病 可见于肺炎、胸膜炎、急性心肌梗死、急性纵隔炎、食管裂孔疝等。

2. 盆腔疾病 泌尿生殖系统感染。

3. 胸腰椎疾病 脊柱结核和肿瘤。

（四）全身性疾病

1. 代谢性疾病 如糖尿病酮症酸中毒、尿毒症。

2. 中毒性疾病 可见于化学毒物如砷、铅中毒及缓泻剂中毒等。

3. 过敏性疾病 如过敏性紫癜等。

4. 血液系统疾病 如白血病、淋巴瘤等。

5. 内分泌疾病　如甲状旁腺功能亢进或减退、肾上腺皮质功能减退等。

6. 功能性病变　如空腔脏器的痉挛、肠运动功能失调及精神心理因素所致腹痛等。

二、发病机制

1. 内脏性腹痛　脏腹膜受内脏神经支配，对切割、触摸、灼烧的痛觉敏感性比较低，并且定位差。但是对牵拉、痉挛性收缩非常敏感，当炎症、梗阻、穿孔、扭转、破裂等因素导致平滑肌痉挛时，腹痛会非常强烈。

2. 躯体性腹痛　壁腹膜受躯体神经支配，它与支配腹壁的感觉神经是同一神经，其痛觉经躯体神经传入丘脑到达大脑皮质。因而壁腹膜对切割、酸碱、温度等刺激比较敏感，并且定位准确。疼痛还会引起腹壁肌肉的反射性收缩，因此，壁腹膜受到炎症刺激时会出现腹肌紧张、反跳痛等体征。

3. 牵涉痛　因为病变器官和疼痛部位是由同一个脊神经纤维支配，因而会出现某一器官发生病变而另一个部位产生疼痛。如胆管病变可出现右肩胛处疼痛，输尿管结石可出现大腿内侧疼痛等。

腹痛实际上常为混合型，可有两种及以上的疼痛机制参与。随着时间推移，腹痛的类型也可发生变化。如阑尾炎早期，阑尾的平滑肌收缩产生绞痛，此为内脏性疼痛，疼痛部位在脐周；当炎症波及壁腹膜时，会产生局部的压痛、反跳痛和腹壁的肌紧张，此为躯体性疼痛，疼痛部位在右下腹。

三、临床表现

（一）症状

1. 腹痛　是急腹症的主要表现，疼痛的部位、性质、程度、牵涉痛能提示不同原因、不同器官的病变。

（1）腹痛的部位　可反映腹部不同脏器的病变，有定位价值。最先出现腹痛的部位或腹痛最显著的部位常与病变部位一致。因此，可根据脏器的解剖部位初步判断病变所在脏器。不同部位的疼痛与疾病的关系，见表5-2。

部位	疾病
右上腹	十二指肠溃疡穿孔、急性胆囊炎、胆石症、右下肺及胸膜炎症、右肾结石或肾盂肾炎
中上腹	胆道蛔虫病、溃疡病穿孔、胃痉挛、急性胰腺炎、阑尾炎早期、心绞痛、心肌梗死、糖尿病
左上腹	急性胰腺炎、脾周围炎、脾梗死、左膈下脓肿、左下肺及胸膜炎症、左肾结石或肾盂肾炎、心绞痛
脐周围	小肠梗阻、小肠痉挛、肠系膜淋巴结炎、阑尾炎早期，药物、重金属引起的腹痛
右下腹	阑尾炎、腹股沟嵌顿疝、局限性肠炎、肠梗阻、肠结核、肠肿瘤、右输尿管结石
中下腹	异位妊娠破裂、卵巢肿瘤蒂扭转、盆腔炎、盆腔脓肿、尿潴留、膀胱炎、急性前列腺炎
左下腹	腹股沟嵌顿疝、乙状结肠扭转、细菌性痢疾、结肠癌、左输尿管结石、异位阑尾炎

表5-2　不同部位的疼痛与疾病的关系

（2）腹痛的性质　反映了腹腔内脏器病变的性质，大致可分为3种：①持续性钝痛或隐痛，多表示炎症性或出血性病变，如阑尾炎、急性胰腺炎、肝破裂出血等；②阵发性腹痛，提示空腔脏器发生痉挛或阻塞病变，如机械性肠梗阻、输尿管结石等；③持续性腹痛伴阵发性加重，多提示炎症和梗阻并存，如肠梗阻发生绞窄、胆结石合并胆道感染。需要注意的是，上述不同规律的腹痛可出现在同一疾病的不同病程中，并可相互转化。

（3）腹痛的程度　能反映腹腔病变的轻重，也会因个体对疼痛的敏感程度不同而有差异。阵发性疼痛可能是机械性肠梗阻；持续疼痛且随时间而加重，多是腹膜炎类疾病；突发、尖锐的疼痛是急性血管栓塞或脏器破裂；阵发痉挛性绞痛可能是胆结石、输尿管结石、卵巢肿瘤蒂扭转。

（4）腹痛的牵涉痛　特殊部位的牵涉痛或转移性疼痛也有诊断价值，如胆管疾病可引起右肩或肩胛下疼痛；胰腺位于腹膜后，其疼痛常涉及后腰背部；肾盂、输尿管的病变，其疼痛多沿两侧腹向腹股沟方向放射。此外，疾病不同阶段的牵涉痛可引起腹痛部位的转移，如急性阑尾炎会由脐周转移至右下腹。

2. 呕吐　胃肠道疾病大多伴有呕吐，一般痉挛性疾病呕吐出现得早，炎症性疾病出现得晚；痉挛性疾病及缺血性疾病呕吐更为频繁。不同部位和不同原因的病变，呕吐的内容物也不同，如幽门梗阻呕吐物量大无胆汁；十二指肠下端梗阻则呕吐物中可有大量胆汁；低位肠梗阻可为粪便样呕吐物；呕吐物为鲜血应考虑上消化道出血。

3. 排便　腹痛伴有排便停止常为机械性肠梗阻；小儿果酱样便常提示肠套叠；柏油样便是上消化道出血的特征；便血为鲜红色则说明出血在下消化道；老年人腹痛后出现暗红色血便应考虑肠系膜栓塞。

4. 其他

（1）腹痛伴腹部包块　腹痛前先有肿块应考虑肿瘤或肿瘤蒂扭转；腹痛同时或腹痛后伴发肿块一般多为炎症肿块、肠套叠等。腹部肿块存在的部位常提示病变所在。

（2）腹痛伴腹胀　腹痛伴腹胀、呕吐、排气排便停止提示肠梗阻；腹痛伴局部膨隆表明病变局限在腹腔中的某一部，如闭祥性肠梗阻、腹腔占位性病变等；腹痛伴全腹膨隆见于麻痹性肠梗阻、低位肠梗阻。

（3）腹痛伴排便异常　腹痛伴血便提示肠套叠、绞窄性肠梗阻、急性出血性坏死性肠炎、肠系膜动脉血栓形成或梗死等；腹痛伴腹泻多为急性胃肠炎。

（4）腹痛伴血尿　可见于泌尿系结石或肿瘤、肾动脉栓塞。

（5）腹痛伴发热　考虑胆道系统炎症、腹腔脏器脓肿等。

（6）腹痛伴黄疸　考虑胆道梗阻及胰腺、肝脏疾病。

（7）腹痛伴休克　可见于腹腔空腔脏器的穿孔、绞窄、坏死，也可见于实质脏器破裂出血及腹腔内严重感染，如绞窄性肠梗阻、肠扭转、腹主动脉瘤破裂、肝脾破裂及急性坏死性胰腺炎等。

（二）体征

1. 望诊　注意腹部有无膨隆，有无肠型及蠕动波，腹式呼吸是否受限等。肠梗阻时出现腹式呼吸减弱、腹胀、肠型或蠕动波。

2. 触诊　手法要轻柔，先检查正常或疼痛轻的部位，逐渐移向疼痛的中心部位。如果有固定部位的、持续性的深部压痛伴有肌紧张为局部炎症的表现；表浅的压痛或轻度肌紧张而压痛不明显，常为痉挛性疼痛；明显压痛、反跳痛与肌紧张，为腹膜炎的表现。另外，如果发现腹部肿块，要注意肿块的部位、大小、压痛、质地及活动度等。

3. 叩诊　肠梗阻时因肠腔内大量积气，叩诊可为鼓音；当腹水大于800ml时可有移动性浊音；肝浊音界减小或消失，对胃肠穿孔有一定的诊断意义。

4. 听诊　肠梗阻时可闻及高亢的肠鸣音、气过水声或金属音，但肠梗阻在肠麻痹阶段也可有肠鸣音的减弱或消失。幽门梗阻、急性胃扩张时可有振水音。

四、诊　　断

（一）病史要点

正确的临床诊断取决于仔细及完整的病史资料。患者的年龄、性别、既往史及疼痛的时间、部位、性质对急腹症的诊断都非常重要。

1. 既往史　有助于病因的判断，如胃、十二指肠穿孔的患者多有溃疡病史；急性胆囊炎者多有胆结石病史；粘连性肠梗阻者多有手术史。但需注意的是腹痛也可能是心血管疾病发作的不典型症状，如心肌梗死、主动脉夹层等。糖尿病患者发生酮症酸中毒时也可能以腹痛为首发症状。

2. 诱因 急性腹痛常与饮食有关，如胆囊炎、胆石症常发生于进食油腻食物后；急性胰腺炎常与油腻食物或过量饮酒有关；胃、十二指肠穿孔也常出现在暴饮暴食后。剧烈活动后突然腹痛则应考虑肠扭转；驱虫不当可能是胆管蛔虫病的诱因。

3. 年龄、性别 婴幼儿以先天性消化道畸形、肠套叠较多见；儿童则多见于蛔虫病、嵌顿疝；青壮年多见于急性阑尾炎、肠扭转，胃、十二指肠穿孔；老年人多见于胃肠道肿瘤、乙状结肠扭转；胆囊炎、胆石症多见于中年女性。女性患者的阴道异常分泌物，流产、月经史有助于与妇科急腹症鉴别。有停经史可考虑异位妊娠；黄体破裂多见于月经前；卵泡破裂多见于月经中期。

（二）辅助检查

1. 实验室检查 炎症时血白细胞总数及中性粒细胞计数升高，有腹腔内出血时血红蛋白含量常下降；血清淀粉酶升高首先考虑急性胰腺炎，但淀粉酶的升高也可见于肠系膜血管栓塞、小肠梗阻或消化性溃疡穿孔等疾病。尿常规检查能帮助判定急腹症是否与尿路感染或结石有关；尿淀粉酶的测定对胰腺炎的诊断有帮助。粪便检查能明确是否有肠道感染，有脓球、血细胞提示为细菌性痢疾、坏死性肠炎或肠套叠等。

2. 心电图 老年及有心血管病史的患者应常规行心电图检查以排除心绞痛、心肌梗死等疾病引起的腹痛。

3. 影像检查

（1）胸部X线 可以排除肺底部炎症；空腔脏器穿孔在站立时X线检查膈下可出现游离气体；腹部的气液平面是肠梗阻的X线表现。钡剂灌肠可诊断肠道下端的梗阻性疾病，如结肠癌、直肠癌、结肠扭转、结肠套叠。结直肠癌可出现狭窄、缺损、龛影、梗阻；结肠扭转时可以出现鸟嘴征；结肠套叠时可出现杯口征。

（2）CT检查 对实质脏器引起的急腹症有较大的诊断意义，如肝、脾、肾、胰腺、胆道。CT检查也可用于诊断血管病变，如主动脉夹层、动静脉栓塞等。

（3）超声波 对实质脏器的病变有较大帮助，如肝癌破裂、胰腺炎、泌尿系结石及卵巢病变，对胆道系统也有较高的诊断价值。

4. 内镜检查 能直观地观察病变部位和性质，为急腹症提供有力的诊断依据。如胃镜检查可以明确消化性溃疡、幽门梗阻、肿瘤，也可以判断上消化道急性出血的来源；结肠镜对于炎性疾病、肿瘤梗阻、肠套叠、肠扭转具有很高的诊断价值。

> **链接**
>
> ### 腹 腔 镜
>
> 腹腔镜是一种带有微型摄像头的器械，经过腹壁切口插入腹腔，在直视下对腹腔的脏器进行检查及处理。它能使一些急腹症得以早期诊断，如异位妊娠、卵巢肿瘤蒂扭转、黄体血管破裂、急性阑尾炎等。也可以通过腹腔镜探查完成手术治疗，如急性阑尾炎、急性胆囊炎、胃溃疡穿孔、异位妊娠、卵巢肿瘤蒂扭转等，使患者以最小的创伤获得最好的诊治效果。

5. 诊断性穿刺

（1）腹腔穿刺 是腹膜炎类急腹症首选的辅助诊断措施，穿刺物的性质对于腹痛的病因具有极高的诊断价值：①血性应考虑内脏破裂、异位妊娠；②淡红色血水应考虑胰腺炎；③黄绿色浑浊液有食物残渣应考虑胃、十二指肠穿孔；④有粪臭味脓性液应考虑穿孔性阑尾炎或肠坏死；⑤暗红色血水应考虑绞窄性肠梗阻或坏死性胰腺炎。

（2）阴道后穹隆穿刺　异位妊娠患者阴道后穹隆穿刺可穿出不凝固的血，具有很高的诊断价值。

五、治　疗

（一）诊断不明确的腹痛治疗

1. 禁食水　急腹症均应禁食水，以防止病情加重。必要时给予有效的胃肠减压，如上消化道穿孔、急性胰腺炎。

2. 半卧位　可缓解腹肌紧张，减轻疼痛，防止腹腔渗出液流至下腹腔。

3. 维持水电解质及营养平衡　补充营养，纠正水、电解质及酸碱平衡紊乱。

4. 应用抗生素　腹部感染一般是革兰氏阴性菌和厌氧杆菌等多种细菌引起的混合感染，必须同时针对革兰氏阴性需氧菌和厌氧菌选用抗生素。

5. 对症处理　痉挛性疾病疼痛剧烈者给予解痉镇痛剂，但腹膜炎类急腹症禁止给予镇痛药，以防掩盖症状而误诊；高热时采用物理降温或解热镇痛剂。

对于诊断不明确的腹痛患者，还应密切监测生命体征，观察重要脏器功能，反复检查以明确诊断。

（二）诊断明确的腹痛治疗

诊断明确的腹痛患者除给予积极的非手术治疗外，还应根据病情变化随时调整治疗方案。暂时采用非手术治疗的患者，如单纯性急性胆囊炎、空腹情况下的溃疡病急性穿孔、单纯性肠梗阻等可以观察病情进展，依据情况决定是否手术。需要急诊手术的疾病，如急性阑尾炎、急性化脓性胆管炎、急性化脓性或坏疽性胆囊炎、溃疡病急性穿孔伴有弥漫性腹膜炎、绞窄性肠梗阻、肝癌破裂出血等，诊断明确后积极准备急诊手术。

第 5 节　消化道出血

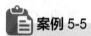 **案例** 5-5

患者，男性，69 岁，发热、呼吸困难 1 周，进行性加重，入院后，考虑肺部感染，呼吸衰竭，行呼吸机治疗，近 1 天出现黑色稀便，共 3 次，总量约 1000ml，血压下降，血红蛋白由 110g/L 降至 78g/L，胃管引流出约 300ml 咖啡样胃内容物。

问题： 1. 患者血红蛋白下降的原因是什么？为确诊还需要进行哪些检查？

2. 请写出诊断依据，需要与哪些疾病进行鉴别？

3. 该如何对此患者进行救治？

消化道出血包括上消化道出血和下消化道出血。十二指肠悬韧带（屈氏韧带）以上的出血，包括食管、胃、十二指肠及胰腺、胆道出血为上消化道出血；小肠、结直肠出血为下消化道出血。临床表现为呕血及（或）黑便，或鲜红色血便由直肠排出，往往伴有血容量减少引起的急性周围循环改变，病情危重，如不及时诊治，常可危及生命。

临床上常见以下 3 种表现形式。

（1）慢性隐性出血　肉眼不能观察到便血，也无明显临床症状，仅粪便隐血试验阳性。

（2）慢性显性出血　肉眼能观察到鲜红或咖啡色呕吐物或黑色、鲜红的血便，临床上无循环障碍表现。

（3）急性大量出血　肉眼观察到呕血、黑便或红色血便，伴循环障碍，可出现低血压或休克症状，需紧急处理。

一、病因与发病机制

1. 炎症和溃疡 胃肠道各种炎症与溃疡病变是引起消化道出血的常见病因。其发生机制十分复杂，除炎症和溃疡的一般病理发展过程可导致出血外，还与胃肠黏膜屏障破坏、消化液分泌亢进及溃疡瘢痕组织增生和动脉瘤形成有关。

2. 门静脉高压 肝硬化、静脉血栓形成、静脉受肿瘤压迫或腔内癌性栓塞、血吸虫性肝纤维化、肝静脉阻塞等原因均可使门静脉回流受阻，导致门静脉压升高。门静脉侧支循环建立，其中以食管-胃底静脉曲张最为显著，容易破裂而引起出血。

3. 肿瘤 肿瘤出血大多为瘤体表面糜烂、溃疡或缺血性坏死病变累及血管而引起。

4. 损伤 常见的损伤包括机械性和化学性两类，在机械性损伤中，特别应重视非外力的自发性损伤，如食管贲门黏膜撕裂综合征。化学性损伤多见于强酸、强碱或其他化学制剂引起的食管、胃腐蚀性病变，组织坏死与脱落，常发生出血。

5. 全身性疾病 血小板质与量的异常可引起消化道出血，主要见于血小板减少性紫癜、再生障碍性贫血、白血病等凝血功能异常，如凝血因子缺乏或凝血酶原和纤维蛋白原等缺乏均可导致出血。

二、临床表现

1. 呕血 为上消化道出血的特征性症状，呕吐物的颜色主要取决于是否经过胃酸的作用，出血量少，在胃内停留时间较长，呕吐物多为棕褐色，呈咖啡渣样；出血量大，出血速度快，在胃内停留时间短，呕吐物呈鲜红色或有血凝块。

2. 黑便或便血 上、下消化道出血均可有黑便，色泽受血液在肠道内停留时间长短的影响，通常为黑便或柏油样便，是血红蛋白的铁经肠内硫化物作用，形成硫化铁所致。出血量大、速度快，肠蠕动亢进时，粪便可呈暗红色；鲜红色血便，往往为下消化道出血。

3. 失血性休克、周围循环衰竭 出血量大的消化道出血，速度快时可出现不同程度的头晕、乏力、心悸、出汗、口渴、黑矇、晕厥、尿少及意识改变。

4. 贫血和血常规变化 急性大量出血后均有失血性贫血，但在出血早期血红蛋白浓度、红细胞计数与血细胞比容可无明显变化。白细胞计数可升高，但肝硬化患者若同时有脾功能亢进，则白细胞计数可不升高。

5. 发热 上消化道大量出血后，多数患者在24小时内出现低热，持续数日至1周。发热的原因可能为血容量减少、贫血、周围循环衰竭、血分解蛋白的吸收等，导致体温调节中枢的功能障碍。

6. 氮质血症 消化道大量出血后，由于大量血液分解产物被肠道吸收，引起血尿素氮浓度升高，称为肠源性氮质血症。血尿素氮常于出血后数小时开始上升，1～2天可达高峰，3～4天后降至正常。若活动性出血已停止，且血容量已基本纠正，而尿量仍少，则应考虑肾衰竭。

三、诊断及鉴别诊断

（一）消化道出血的诊断

1. 消化性溃疡 慢性、周期性、节律性上腹痛，用碱性药物可缓解，尤其是伴有出血前疼痛加剧，出血后疼痛缓解，则消化性溃疡出血的可能性大。大出血后疼痛不减轻反而加重，提示有再出血或其他并发症的可能。

2. 药物 如非甾体抗炎药、糖皮质激素等可引起胃、十二指肠黏膜糜烂、溃疡而导致消化道出血。

3. 应激性溃疡 严重创伤、大手术后、急危重症的应激状态发生3～5天且出现呕血、黑便时，为急性胃黏膜损伤或应激性溃疡可能性大，损害部位常为胃、十二指肠、食管、空肠。

4. 食管-胃底静脉曲张 大量呕血、便血，伴黄疸、蜘蛛痣或腹水，有肝炎、慢性酒精中毒病史者。

5. 胃癌 中年以上的患者，近期出现上腹痛，且无规律性，伴有厌食、消瘦、贫血，且贫血程度与出血量（黑便）不符，应警惕胃癌。

6. 食管贲门黏膜撕裂（Mallory-Weiss）综合征 剧烈呕吐，呕吐物先为胃内容物而后为血性液体。

7. 食管炎或食管癌 呕血伴下咽痛或吞咽困难。

8. 胆道出血 呕血、便血伴右上腹痛、胆囊肿大、黄疸、发热，上消化道出血常在腹痛减轻后出现。

9. 血便伴发热 应考虑感染性结肠炎、炎性肠病、肠结核、肠伤寒、坏死性小肠炎、白血病、恶性组织细胞病、淋巴瘤等。

10. 血便伴腹胀或不全肠梗阻 应考虑肿瘤、肠结核、肠套叠等。

11. 血便伴腹壁瘘管 见于克罗恩病、肠结核、肠癌等。

12. 其他 如血小板减少性紫癜、白血病、尿毒症等，可出现消化道出血伴皮肤、黏膜、牙龈、鼻腔出血。儿童血便伴腹痛者为肠套叠、感染性肠炎、麦克尔（Meckel）憩室，无腹痛者多为幼年性息肉；老年人应考虑肿瘤、憩室、血管畸形，如伴心律失常，腹痛应考虑缺血性结肠炎。

> **链接**
>
> 克罗恩病是一种病因尚不十分清楚的胃肠道慢性炎性肉芽肿性疾病，病变多见于末端回肠和邻近结肠，但从口腔至肛门的各段消化道均可受累，呈节段性或跳跃式分布。临床上以腹痛、腹泻、腹部包块、瘘管形成和肠梗阻为特点，可伴有发热、营养障碍等全身表现及关节、皮肤、眼、口腔黏膜、肝等肠外损害。本病有终身复发倾向，重症患者迁延不愈，预后不良。发病年龄多在 15 ～ 30 岁，但首次发作可出现在任何年龄组，男女患病率相近。

（二）上消化道出血的鉴别诊断

呕血与咯血的鉴别，见表5-3。

表5-3 呕血与咯血的鉴别

鉴别点	呕血	咯血
颜色	暗红色，出血量大时也可呈鲜红色	鲜红色
混合物	食物	痰及气泡
反应	酸性	碱性
伴随症状	恶心	咳嗽
病史	消化系统疾病史	呼吸系统疾病史

（三）消化道出血的评估

1. 出血量的评估 粪便隐血试验阳性，提示每日出血量在5ml以上，一次出血50ml以上，出现柏油样便，胃内贮积血量250～300ml，可引起呕血，一次出血量不超过400ml，可不引起全身症状。上消化道大出血，指在数小时内出血量超过1000ml或循环血容量的20%，可出现周围循环衰竭表现。

2. 活动性出血或再出血可能的评估

（1）反复呕血，色鲜红或黑便频数，质变稀薄伴肠鸣音亢进。

（2）胃管内抽出较多新鲜血。

（3）周围循环衰竭的表现，经积极补充血容量，仍未见明显改善，或一度好转后又很快恶化。

（4）在补液量和排尿量足够的情况下，原无肾脏疾病患者的尿素氮持续升高或再次升高。

（5）血红蛋白浓度、红细胞计数与血细胞比容继续下降，网织红细胞计数持续升高。

四、急诊处理

1. 监测生命体征 对于急性消化道出血患者，须严密监测血压、心率（律）、血氧饱和度，留置胃管及尿管，评估出血量及外周循环情况。

2. 备血，建立静脉通路 为大出血和老年患者建立中心静脉通路，便于快速补液、输血。当收缩压低于90mmHg，或较基础收缩压下降超过30mmHg，血红蛋白低于70g/L，血细胞比容低于25%，心率增快超过120次/分时，应考虑输血，输血的同时给予补液，以改善微循环状态。

3. 药物治疗

（1）**止血药物** 去甲肾上腺素8mg加入100ml 0.9%氯化钠溶液中，分次口服或鼻饲。凝血酶加入生理盐水中，分次口服或鼻饲，每次500~2000IU。

（2）**抑酸制剂** 能提高胃内pH，既可促进血小板聚集和纤维蛋白凝块的形成，避免血凝块过早溶解，有利于止血和防止再出血，又可治疗消化性溃疡。临床上常用质子泵抑制剂（PPI）和H_2受体拮抗剂。在明确病因前，推荐静脉使用PPI进行经验性治疗，使用方法：奥美拉唑80mg静脉注射，后以8mg/h速度输注72小时，常用的PPI针剂有艾司奥美拉唑、泮托拉唑、雷贝拉唑；常用的H_2受体拮抗剂有雷尼替丁、法莫替丁等。

（3）**生长抑素** 能够减少内脏血流，降低门静脉压力，抑制胃酸和胃蛋白酶分泌，抑制胃肠道及胰腺肽类激素分泌等。半衰期一般为3分钟左右，静脉注射后1分钟起效，15分钟达峰浓度，有利于早期迅速控制急性上消化道出血。使用方法为首剂量250μg静脉滴注或缓慢静脉注射后，持续250μg/h静脉滴注或泵入，疗程5天。

（4）**抗菌药物** 活动性出血时常存在胃黏膜和食管黏膜炎性水肿，预防性使用抗菌药物有助于止血，并可减少早期在出血期感染，提高存活率。

（5）**血管活性药物** 在补足液体的前提下，如血压仍不稳定，可以适当地选用血管活性药物（如多巴胺、去甲肾上腺素），以改善重要脏器的血液灌注。

4. 内镜的检查和治疗 内镜的检查可确定消化道出血的病因和部位，同时内镜下可进行止血治疗，包括药物局部注射、热凝止血（高频电凝、亚离子凝固术、热探头、微波等）和机械止血（局部压迫、止血夹等），药物与内镜联合治疗是目前治疗非静脉曲张出血的首选治疗方案，推荐一线使用PPI+生长抑素+抗菌药物的联合用药方法。

5. 介入治疗 对出血量大、内科治疗无效的患者，可行血管造影明确出血部位，血管栓塞术止血。

6. 气囊压迫止血 对于食管-胃底静脉曲张破裂出血采用三腔双囊管压迫止血，一般可使出血得到有效控制，但出血复发率高，仅作为过渡性疗法，以获得内镜或介入手术止血的时机。

7. 外科手术治疗 反复消化道出血，内科治疗效果不佳者，可考虑外科手术治疗，对于肝硬化、食管-胃底静脉曲张破裂大出血反复发作，肝移植是理想选择。

8. 原发病的治疗 待患者病情稳定，出血控制后，可根据原发疾病情况，转诊专科病房继续治疗或出院，随访消化性出血的患者，如幽门螺杆菌阳性，应予抗幽门螺杆菌治疗及抗溃疡治疗，肝硬化静脉曲张出血的患者，应针对其病因，如病毒性肝炎、酒精性胆汁淤积、自身免疫性遗传代谢、急性药物性肝病等进行相应治疗。

第6节　呼吸困难

案例5-6

患者，男性，78岁，因肺炎住院治疗，患者饮食不佳，给予抗炎补液治疗后，呼吸困难加剧，咳粉红色泡沫样痰，不能平卧，吸氧浓度为5L/min，血氧饱和度由97%下降至89%，听诊：双肺布满哮鸣音和水泡音，查血常规、肝肾功能基本正常，心电图示窦性心动过速，左心室高电压，无明显ST段改变，超声心动图示左心室收缩功能减退，射血分数为41%，既往半年前因心肌梗死，在周围医院行冠脉支架植入术。

问题：1. 患者呼吸困难的原因是什么？
2. 为确诊还需要进行哪些检查？
3. 如何对该患者进行救治？

呼吸困难是指患者主观上感到空气不足，呼吸费力，客观上表现为呼吸费力，严重时可出现张口呼吸、鼻翼扇动、端坐呼吸，甚至发绀。辅助呼吸肌参与呼吸运动，并可有呼吸频率、深度与节律的改变。

对呼吸困难性质的分类有多种。按病程分为急性呼吸困难与慢性呼吸困难，急性呼吸困难是指病程在3周以内的呼吸困难、慢性呼吸困难是指持续3周以上的呼吸困难。按病因可分为肺源性呼吸困难、心源性呼吸困难、中毒性呼吸困难、血源性呼吸困难和神经精神性呼吸困难，其中肺源性呼吸困难又分为呼气性、吸气性和混合性呼吸困难。

一、病　因

1. 机械通气功能障碍　①腹部或胸部巨大肿块；②支气管哮喘、肺水肿、支气管炎；③气管内肿瘤；④肺间质纤维化；⑤脊柱后凸及侧弯；⑥淋巴管性肿瘤；⑦肥胖；⑧中枢及外周气流受限；⑨胸膜肥厚；⑩胸壁及膈肌扩展受限或膈肌麻痹；⑪肺扩张受限；⑫胸壁烧伤后焦痂形成；⑬气管或喉头水肿或狭窄。

2. 呼吸泵功能减退　①重度过度充气；②神经肌肉疾病；③肥胖；④胸腔积液、气胸；⑤脊髓灰质炎。

3. 呼吸驱动增加　①心排血量减少；②有效血红蛋白减少，如中毒等；③低氧血症；④肾脏疾病；⑤肺内呼吸感受器兴奋增加。

4. 无效通气增加　①肺毛细血管损毁；②肺大血管阻塞。

5. 心理异常因素　①焦虑；②躯体化障碍；③抑郁。

二、诊断与鉴别诊断

1. 呼吸困难的评估　临床评估呼吸困难时，应详细询问病史、患者感受，结合诊断性检查。

在处理原因暂未明确的急性呼吸困难时，应首先评估患者是否存在紧急症状及生命体征是否平稳，不同的疾病有不同的紧急症状表现，应予迅速判断评估，尤其是应注意甄别隐匿和不典型的潜在致命性紧急症状。下述情况应视为患者症状紧急，应立即给予相应处理：心力衰竭患者静息或轻微活动时即有呼吸困难；冠心病患者出现急性胸痛、多汗、心动过速或心动过缓，出现高血压或低血压及晕厥；肺栓塞患者，静息时即有呼吸困难、发热、低氧血症、心动过速及出现高血压等；肺炎患者出现血氧饱和度降低，感觉虚弱，气短，呼吸频率过快（＞30次/分），心动过速，血压降低，肺炎严重程度评分为高度或中度等；气胸患者出现躁动不安、慢性阻塞性肺疾病和支气管哮喘患者，呼气流量峰值（PEF）占预计值＜80%，出现三凹征、奇脉、寂静肺等；急性胰腺炎，严重创伤，如胸腹部外伤，截肢，巨大创面及骨折的呼吸困难患者出现呼吸频率＞20次/分，进行性发绀，烦躁不安等。

2. 鉴别诊断　对呼吸困难的鉴别诊断主要依靠患者的病史、体格检查和化验室检查，正确理解、判断相关辅助检查的临床意义，对鉴别呼吸困难的原因亦十分重要。常见的普通检查，如血常规、动脉血气分析或经皮血氧饱和度、X线胸片、心电图、心脏超声、肺功能等可以帮助缩小鉴别诊断范围，甚至可明确病因。在初步诊断中，少数血液检查有参考价值，如血细胞比容或血红蛋白检查有助于明确贫血所致呼吸困难；动脉血氧饱和度监测及动脉血气分析，对重度有心肺疾病的患者更有参考价值；心脏超声、D-二聚体检查有助于快速鉴别肺栓塞可能；心电图、心脏超声、B型利钠肽及N末端B型利钠肽前体（NT-proBNP）检查，有助于诊断除心力衰竭外所致的急性呼吸困难；常规胸部X线检查，有助于发现气胸、肺炎、胸腔积液、心脏疾病等。多种疾病可能同时存在，需除外器质性疾病后方可考虑精神性呼吸困难合并有精神因素如焦虑、抑郁等，应进行焦虑和抑郁状态评估。

三、急诊处理

1. 急性上呼吸道阻塞　临床表现为突然出现的呼吸困难，患者烦躁不安，用手抓住咽喉部，表情痛苦。可有发作性咳嗽、声嘶、喉鸣、发绀及三凹征。多见于咽喉部感染（如会咽炎）、气道异物（食物、药物）吸入和气道分泌物（痰液、血液）潴留，创伤（合并舌向后移位的面部外伤和骨折），过敏反应（喉头水肿）、毒物和有毒气体的吸入及医源性因素（如中心静脉插管所致的颈部血肿）。处理：根据不同的病因采取针对性急救措施，迅速解除梗阻，恢复气道通畅。

海姆立克手法是通过冲击腹部改变患者胸腹腔压力，胸腔气体通过气压急剧变化迅速涌向气管，从而排出气道异物，解除急性上呼吸道阻塞的一种急救方法。

（1）成人施救　当患者处于清醒状态时，施救者应站立于患者后方，一条腿前伸呈弓步，置于患者腿间；另一条腿后置伸直，双臂环抱患者腰部，使其上身前倾；取患者脐上两横指位置，施救者一手握拳置于此处，另一手伸展包绕拳，施救者双上肢同时用力向后上方连续、快速、用力冲击，直到异物吐出为止（图5-1）。如在此过程中患者出现意识丧失则应迅速考虑建立人工气道，并评估生命体征，必要时给予心肺复苏术。

（2）婴儿施救　当患者为婴儿时，施救者可将患儿头向下倾斜30°俯卧于施救者前臂，施救者用一手固定患儿头部，另一手掌根部连续叩击患儿肩胛骨连线中点处5次，然后将患儿反转至面部朝上，用中指及示指连续按压患儿两乳头连线中点处5次，依次进行，直到异物吐出为止。如在此过程中患儿出现意识丧失则应迅速考虑建立人工气道，并评估生命体征，必要时给予心肺复苏术（图5-2）。

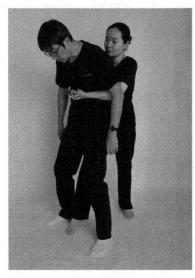

图5-1　海姆立克手法（成人）

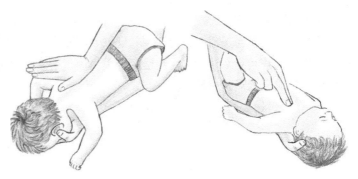

图5-2　海姆立克手法（婴儿）

2. 心脏压塞 患者表现为端坐呼吸，呼吸浅快、大汗、颈静脉怒张。血压低或休克，脉压减小或奇脉，心音遥远，大量心包积液时，心电图上可出现窦性心动过速、低电压、广泛导联T波改变及P波、QRS波、T波段电交替现象。X线检查示心影向双侧增大，呈"烧瓶心"样，床旁超声有助于确诊。处理：迅速行心包穿刺、引流，同时治疗原发疾病。

3. 张力性气胸 表现为用力后突发剧烈胸痛，发病局限于患侧，呈刀割或针刺样疼痛，伴呼吸困难或窘迫、大汗。查体可见患者胸部饱满，叩诊呈鼓音，听诊呼吸音多消失，气管向健侧移位，心率和呼吸增快，颈静脉怒张，血压下降，严重时出现休克，X线胸片可明确诊断。处理：迅速行胸腔穿刺或闭式引流，降低胸腔内压力，治疗原发病。

4. 急性肺动脉栓塞 患者表现为呼吸困难常伴胸痛及气短，咯血。常同时存在单侧或双侧不对称性下肢肿胀、疼痛等表现，心电图可见右束支传导阻滞等改变。X线胸片示肺纹理稀疏，肺野局部浸润性阴影、肺不张。动脉血气分析提示低氧血症，过度通气，血浆D-二聚体升高；心脏超声示肺动脉高压或右心负荷过重。放射性核素肺通气或灌注扫描，肺动脉增强CT及肺动脉造影可确诊。处理：溶栓、抗凝手术及介入治疗。

5. 急性重症哮喘发作 患者表现为焦虑、大汗、前倾坐位，出现三凹征。精神状态差、疲乏无力、烦躁或嗜睡。血压、心率、呼吸频率常增加，心率为120次/分或更快，呼吸频率超过30次/分，吸空气时氧饱和度小于90%，出现奇脉或吸气、呼气全程有响亮的哮鸣音。注意即将呼吸停止的患者，由于呼吸运动减弱，而听不到哮鸣音，即"寂静肺"。若血气分析示$PaCO_2$升高（$\geqslant 45mmHg$），动脉血氧分压（PaO_2）降低，提示患者呼吸肌疲劳，应考虑气管插管。处理：止咳平喘，纠正水、电解质平衡紊乱和酸中毒。

6. 急性左心衰竭 患者表现为突发呼吸困难、咳嗽发绀、颈静脉怒张。早期由于交感神经兴奋，可出现高血压危象，但随病程进展，血管反应性减弱，血压下降，发展至心源性休克。听诊两肺布满湿啰音和哮鸣音，心尖部第一心音减弱，心率增快，出现S_3而形成奔马律，多见于大面积急性心肌梗死、暴发性心肌炎或风湿性心脏病、心肌病等慢性心力衰竭急性失代偿。处理：吸氧、镇静、利尿、扩血管和强心。

7. 自发性食管破裂 是由于食管内压力骤然增高，导致食管全层撕裂，多在大量饮酒或饱食后发生呕吐，随之出现剧烈上腹痛，伴呼吸困难及发绀，疼痛随吞咽、呼吸加重。患者烦躁不安、面色苍白、四肢冰凉、脉搏细速、血压下降。查体可触及颈部皮下气肿，X线胸片可见纵隔气肿、气胸、胸腔积液，食管镜或食管造影可证实。处理：积极扩容、补液及抗感染治疗，必要时行手术治疗。

8. 重症肺炎 典型表现为受凉后出现咳嗽（干咳或有痰）、发热、呼吸急促及呼吸困难，伴胸痛。听诊可闻及异常呼吸音和干湿啰音，X线胸片可见片状渗出影，影响患者预后的不利因素包括高龄、合并其他慢性疾病（如肿瘤、缺血性心脏病）、意识障碍、呼吸频率>30次/分，血压下降及肾功能恶化，缺氧（$PO_2 < 60mmHg$），血氧饱和度<92%。白细胞$< 4 \times 10^9/L$或$> 20 \times 10^9/L$，X线胸片示两个以上的肺叶受累。处理：抗炎及对症治疗，出现呼吸衰竭时，应用机械通气治疗。

9. 大量胸腔积液 常表现为胸闷、气短、活动后呼吸困难、发热或不伴发热，同时合并乏力、盗汗、消瘦等症状。一侧或双侧呼吸音减弱，呼吸运动受限，X线胸片可见单侧或双侧肺部外高内低的液性暗区，床旁超声可确诊。处理：B超定位下行胸腔穿刺或胸腔闭式引流，行胸腔积液化验室检查，确诊原发病，针对原发病进行治疗。

第7节 晕 厥

案例 5-7

患者，男性，53岁，主因晕倒1小时来诊。患者去上班途中感内急，到单位后匆忙如厕，小便后突发头晕，神志不清，晕倒在地，但很快就清醒过来，无特殊不适。被同事叫"120"送来急诊。查体：T 36.8℃，一般情况好，体格检查无阳性发现。既往身体健康。血常规：WBC 7×10^9/L，中性粒细胞75%，Hb 156g/L。

问题： 1. 患者目前最可能的诊断是什么？写出其诊断依据。

2. 需要与哪些疾病鉴别？

3. 如何对该患者进行治疗？

晕厥（syncope）又称昏厥，是一过性广泛性大脑低灌注引起的短暂性意识丧失状态（transient loss of consciousness，TLOC）。晕厥发作很突然、短暂且具有自限性。可持续数秒至数分钟，一般为20～30秒。因为发作时患者肌张力消失而致跌倒，除二次伤害外，无并发症的发生。

一、病因及发病机制

（一）晕厥的分类

1. 神经介导性晕厥 也称反射性晕厥。

2. 直立性低血压性晕厥 又称直立不耐受综合征。

3. 心源性晕厥 又分为心律失常性晕厥和器质性心血管病性晕厥。

（二）晕厥的病理特点及病因

1. 神经介导性晕厥（反射性晕厥） 是由交感或迷走神经反射异常引起周围血管扩张和（或）心动过缓造成的晕厥。依据传出路径分为交感性或迷走性反射性晕厥。当反射性晕厥以直立位血管收缩反应降低而致低血压为主要机制时，为血管抑制型；当以心动过缓或心脏收缩能力减弱为主要机制时，为心脏抑制型；这两种机制同时存在为混合型。临床上常见的血管迷走性晕厥、颈动脉窦性晕厥、情景性晕厥、疼痛性晕厥均属于此类。

2. 直立性低血压性晕厥 即人体自主神经系统对血管张力、心率和心脏收缩力的调节功能存在缺陷。血液在内脏和下肢血管存留过多，造成回心血量减少、心排血量下降、血压明显降低，又称直立不耐受综合征。

3. 心源性晕厥 病理生理改变的核心是血压下降，导致全脑灌注降低，造成脑血流中断，继而导致意识丧失而引发晕厥。

二、临床特点

晕厥发作前，患者可出现短暂的头晕、出冷汗、面色苍白、视物模糊及全身乏力等表现。发作中可突然出现意识丧失，意识丧失的时间较短。发作后患者定向力和行为很快恢复正常。年轻人恢复很快，老年人恢复稍慢，可能有短时的意识模糊甚至出现恶心、呕吐、大小便失禁等。

（一）神经介导性晕厥

1. 血管迷走性晕厥 多见于青年人，女性多于男性。诱发因素可见于恐惧、情绪异常、疼痛、创伤、疲劳甚至晕血、晕针时。晕厥前常有短时的头晕、发虚、出冷汗、面色苍白、视物模糊及全身乏力。晕厥发生于坐位或直立位，有明显诱发因素，如发生直立性低血压；有失眠、多梦、健忘、头痛病史者，考虑神经衰弱。

2. 颈动脉窦性晕厥　患者因突然转头或衣领过紧刺激颈动脉窦引起反射性心率减慢可诱发晕厥，伴有抽搐、血压轻度下降，发作快，重复性高。

3. 情景性晕厥　特定情景、特定动作比较明显，如剧烈咳嗽之后或因尿急而在排尿时发生晕厥，考虑为咳嗽性晕厥或排尿性晕厥。有的患者在饱餐后甚至大笑时亦可诱发晕厥。

4. 疼痛性晕厥　患者受到一些剧烈的疼痛刺激时可引起晕厥。

（二）直立性低血压性晕厥

患者表现为站立时出现头晕、心悸、震颤、全身乏力、视物模糊、运动不能耐受等，包括原发性和继发性两种原因。原发性多见于患者从蹲位或卧位猛然起立时发作。继发性多见于患者服用一些药物如酚妥拉明、哌唑嗪、氯丙嗪等，与血压下降有关。

（三）心源性晕厥

心源性晕厥危险性高、预后较差。

1. 心律失常所致晕厥　患者有心悸、胸闷，自感心律不齐，心率可快可慢，继而出现头晕、冷汗、面色苍白、视物模糊及全身乏力、发绀，甚至抽搐。其根本原因是心动过缓（心率＜40次/分）、心动过速（心率＞130次/分）所致的晕厥。快速性心律失常的药物（如奎尼丁）、强心苷类药物亦可致心律失常而引起晕厥。

2. 器质性心血管病所致晕厥　多见于老年患者，患者先有胸闷、胸痛、憋气等不适，继而出现头晕、冷汗、面色苍白、视物模糊及全身乏力、发绀，甚至抽搐。患者多有严重的心脏疾病，如心肌梗死、严重心绞痛、心搏骤停、心脏瓣膜病等先天性心脏病、肥厚型心肌病、左心房黏液瘤等。这类患者更容易发生晕厥，发作时症状更严重。

（四）辅助检查

1. 实验室检查　血常规、血糖有助于诊断严重贫血、低血糖所致的晕厥；电解质检查有助于诊断电解质紊乱引起心律失常所致的晕厥；血气分析有助于诊断各种酸中毒或碱中毒所致的晕厥、神经介导性晕厥。

2. 心电图、24小时动态心电图监测　多种原因引起的心律失常甚至心绞痛、心肌梗死所致心源性晕厥。

3. 超声心动图　可发现多种器质性心血管病所致的晕厥。

4. 颅脑CT和磁共振成像、脑电图、颈动脉彩超　对神经介导性晕厥诊断及其排除诊断均有意义。

5. 冠状动脉造影　以鉴别心肌缺血及其诱发的心律失常。

6. 电生理检查　对窦房结、房室结功能检查及快速性心律失常有意义。

链接

晕厥的评估

1. 低风险　①直立体位。②有恶心或发热。③有情绪、排尿、咳嗽等诱因。④既往有发作。

2. 高风险　①劳力性晕厥。②胸前不适。③卧位发作。④有心脏病病史。⑤家族性心源性猝死。⑥低血压、贫血。⑦心电图异常如心肌缺血、心律失常。

3. 中风险　①排除了低风险或高风险。②符合低风险诊断标准，但具有其他并发症。

三、诊断及鉴别诊断

1. 眩晕　是主观症状，是一种发作性的客观不存在而主观坚信自身和（或）外物按一定方向旋转的运动幻觉，发作时患者神志清楚，不敢睁眼。

2. 昏迷　是意识障碍的最严重阶段，意识清晰度极度降低，对外界刺激无反应。一旦昏迷，多数持续的时间较长，不及时治疗难以好转。

3. 癫痫发作 患者肢体抽搐发生在意识丧失之前或同时。抽搐持续时间长。与体位改变和情景无关，不分场所和时间。发作后常有意识模糊状态，少则几分钟，多则几小时。部分患者发作后出现嗜睡或精神障碍。

四、急诊处理

大多数晕厥呈自限性，为良性过程。对晕厥患者治疗的主要目的不仅包括预防晕厥再发作，而且要治疗基础疾病、减少心源性猝死的发生，同时减少二次伤害，降低晕厥致残率、致死率，提高患者生活质量。

（一）一般治疗

1. 体位 立即使患者平卧，抬高双脚过胸，松解衣领和腰带。

2. 呼吸 保持呼吸道通畅，低氧者吸氧。

3. 健康教育及生活方式改变 告知患者诊断、发作风险，如何避免诱发因素和情景，给予充足水分和食盐。早期识别危险因素，及时进行调整，对减少疾病复发有着重要作用。

4. 低血压与心律失常 减少降压药物及扩张血管药物的使用，给予纠正低血压、抗心律失常治疗。

（二）病因治疗

1. 血管迷走性晕厥 避免诱发因素，如过热、脱水、劳累及突然直立；加强锻炼，提高心理适应性；适当增加食盐和饮水量。减少应用扩血管药物。必要时加用β受体阻滞剂、α受体激动剂、丙吡胺等。

2. 颈动脉窦性晕厥 可用收缩血管药物，适当增加食盐摄入量。窦缓且频繁发作，可考虑安装心脏起搏器治疗。

3. 情景性晕厥 避免诱发因素，减少易发情景。

4. 直立性低血压性晕厥 避免突然性地由卧位或蹲位到直立位的体位改变，遵医嘱减少降压药物应用，可采用肢体加压法。

5. 药源性晕厥 调整相关药物用量或者停用药物。

6. 心源性晕厥 要结合病史、临床表现，针对病因进行治疗，如抗心律失常、纠正电解质紊乱及低血压，必要时安装心脏起搏器、植入型心脏转复除颤器（ICD）或导管消融，减少心源性猝死的风险。

根据可能的病因进行相应原发病的治疗，预防晕厥的复发并降低病死率。

第8节 头 痛

案例 5-8

　　患者，女性，75 岁，因突发头痛伴恶心、呕吐 1 小时，由急救车送来急诊。既往原发性高血压病史 10 余年。查体：T 36.4℃，BP 182/110mmHg，P 132 次 / 分，R 34 次 / 分。神志清楚，双侧瞳孔等大等圆，直径 2.5mm，对光反射灵敏。双肺呼吸音清晰，未闻及干湿啰音。心率 132 次 / 分，律齐，心音有力，未闻及杂音。腹软，无压痛、反跳痛及肌紧张，肠鸣音 4 次 / 分。双下肢无水肿。右侧肢体肌力 3 级，肌张力减低，左侧肢体肌力 5 级，肌张力正常，双侧膝反射正常，右侧巴宾斯基征（＋），颈项强直（＋）。

　　问题： 1. 应初步对患者进行哪些处置？

　　　　　 2. 考虑该患者目前最可能的诊断是什么？

　　　　　 3. 如何对该患者进行治疗？

头痛是急诊科常见症状，通常指局限于头颅上半部，包括眉弓、耳轮上缘和枕外隆凸连线以上部位的疼痛。头痛可以是单一的疾病，也可以是某些严重器质性疾病的早期预警信号。急诊医师的首要目标是识别并快速处理导致头痛的疾病。头痛大致分为三大类：①原发性头痛；②继发性头痛；③脑神经痛、中枢和原发性颜面痛及其他头痛。

一、病　　因

（一）颅内病变

1. 感染　多见于脑膜炎、脑炎、脑膜脑炎、脑脓肿等。

2. 血管病变　多见于蛛网膜下腔出血、脑出血、脑血栓形成、脑栓塞、脑动脉狭窄、高血压脑病、脑血管畸形，各种颅内外动脉炎等。

3. 占位性病变　多见于原发性和继发性脑肿瘤、脑囊肿等。

4. 头颅外伤　多见于脑震荡、脑挫伤、硬膜下血肿、颅内血肿、脑外伤后遗症等。

5. 其他　多见于偏头痛、丛集性头痛、紧张性头痛、癫痫发作的头痛、腰椎穿刺后头痛等。

（二）颅外病变

1. 颅骨疾病　多见于颅骨肿瘤、颅底内陷症等。

2. 颈部疾病　多见于颈椎病及其他颈部疾病等。

3. 神经痛　多见于三叉神经、舌咽神经及枕神经痛。

4. 其他　多见于眼、耳、鼻、口腔疾病所致的头痛。

（三）全身性疾病

1. 急性感染　多见于上呼吸道感染、伤寒、肺炎等疾病。

2. 心血管疾病　多见于高血压、心力衰竭、心肌梗死等疾病。

3. 中毒　多见于酒精、一氧化碳、铅、药物等中毒。

4. 其他　多见于贫血、生理期头痛、中暑、肺性脑病、肝性脑病、肾性脑病、低血糖等。

（四）精神心理因素

1. 焦虑症。

2. 抑郁症。

3. 癔症性头痛。

二、临床表现和诊断

头痛的主要临床表现为全头或局部的胀痛、钝痛、炸裂样痛、搏动性疼痛等，可伴有发热、呕吐、视力障碍、眩晕等。不同病因引起的头痛，临床表现各有其特点。

（一）头痛特点

1. 起病方式

（1）急性起病伴发热者常为感染性疾病所致，如急性脑膜炎等。

（2）急剧的持续头痛伴意识障碍者，常见于蛛网膜下腔出血、脑出血、脑外伤等。

（3）长期间歇性发作的头痛多为偏头痛、丛集性头痛、癫痫、高血压导致的头痛等。

（4）长期发作的搏动性头痛多为血管性头痛或神经性头痛。

（5）慢性进行性头痛伴高颅压者考虑颅内占位性病变。

2. 疼痛部位

（1）偏头痛多位于一侧。

（2）颅内病变的头痛常深在，且较弥散。

（3）颅内深部病变的头痛多向病灶同侧放射。

（4）弥漫性的全头痛常见于全身性或颅内感染性疾病。

（5）浅在性头痛常见于眼源性、鼻源性和牙源性，往往与病变部位一致或接近。

3. 程度与性质 头痛的程度分为轻、中、重度，但与病情的轻重并无平行关系。

（1）蛛网膜下腔出血所致的头痛为突然出现的剧烈或炸裂样头痛。

（2）搏动性头痛可见于高血压、血管性头痛，急性发热性疾病、脑肿瘤、神经性头痛等。

（3）原发性三叉神经痛常呈面部的阵发性电击样短促的剧痛，沿三叉神经的分布区放射。

（4）紧张性头痛多为头部紧箍感、重压感或钳夹感。

（5）精神性头痛性质多变，部位不定。

4. 伴随症状

（1）头痛伴发热、寒战见于感染性疾病。

（2）头痛伴剧烈恶心、呕吐提示颅压升高。

（3）头痛伴脑膜刺激征提示脑膜炎或蛛网膜下腔出血。

（4）头痛伴眩晕见于小脑肿瘤、颅底凹陷病变、椎基底动脉供血不足等。

（5）头痛伴视力障碍见于青光眼、脑瘤、偏头痛的视觉先兆等。

（6）头痛在呕吐后减轻可见于偏头痛。

（7）头痛伴自主神经症状提示丛集性头痛、偏头痛等。

（8）头痛伴体重下降提示颅内肿瘤或抑郁症。

（9）头痛持续进行伴意识障碍提示脑疝可能。

（10）头痛伴神经系统的定位体征和癫痫者提示脑肿瘤、脑血管病、颅内寄生虫病。

（二）体格检查

1. 监测生命体征 体温、血压、脉搏、呼吸及意识状态。

2. 常规检查 皮肤颜色、皮疹，心、肺、腹部脏器、四肢。

3. 注意检查头颈部和五官 有无头颅外伤，鼻窦、颞动脉有无压痛，有无青光眼、有无颈背部肌肉痉挛等。

4. 重点检查神经系统 对头痛的诊断至关重要。除了常规检查外，尤其注意意识、瞳孔，有无视盘水肿、视网膜出血、脑膜刺激征及其他提示神经系统损害的定位体征。

（三）辅助检查

1. 实验室检查 常规行血、尿常规，血糖、血生化检查。

2. 腰穿 脑脊液压力测定及脑脊液常规及生化、病理学检查是非常重要的诊断手段。

3. 脑部检查 脑电图检查对头痛型癫痫、脑炎及脑膜炎的诊断有一定的帮助。头部CT、MRI及颈磁共振血管成像（MRA）可帮助明确颅内器质性病变。经颅多普勒检查对血管性头痛的诊断有一定的辅助作用。

（四）诊断

头痛的病因多种多样，因此在头痛的诊断中必须详细询问病史，进行全面仔细的体格检查及必要的辅助检查。了解患者的情绪、睡眠情况，服药史、中毒史及家族史，注意患者的年龄、头痛出现时间、持续时间、部位及性质，有无先兆、伴随症状等情况，尽快鉴别出高危患者。

三、急救处理

（一）基本治疗

基本治疗包括监测生命体征、保持呼吸道通畅、吸氧、心电监护、建立静脉通路。

（二）常见头痛的处理

1. 大量脑出血、蛛网膜下腔出血、大面积脑梗死 予甘露醇、甘油果糖脱水，注意脑疝形成，有手术指征者积极行手术治疗。

2. 脑膜炎、脑炎 予抗病毒或抗生素治疗。

3. 外伤所致硬膜下血肿、脑挫裂伤、脑出血、脑震荡 有手术指征者立即行手术治疗。

4. 高血压脑病 监测血压，应用静脉降压药（硝普钠、硝酸甘油等），最初1～2小时血压下降不超过最高值的25%，2～6小时内血压约降至160/100mmHg，24～48小时逐渐降低血压达到正常水平。

5. 颞动脉炎 糖皮质激素效果好。

6. 偏头痛 发作期使患者处于安静、避光房间，可给予相应的治疗。

（1）非甾体抗炎药物 阿司匹林、对乙酰氨基酚、布洛芬、双氯芬酸等。

（2）阿片类药物 哌替啶50～100mg，肌内注射；吗啡2.5～20.0mg皮下注射。

（3）吩噻嗪类药物 异丙嗪25～50mg，肌内注射。

（4）麦角胺类药物 酒石酸麦角胺0.25～0.5mg，皮下注射；双氢麦角胺0.5～1.0mg，皮下注射。

（5）曲普坦类药物 舒马曲普坦50mg，口服。

7. 紧张性头痛 加强教育，减少诱因，可予以阿司匹林、对乙酰氨基酚等非甾体抗炎药镇痛。

8. 丛集性头痛

（1）给予纯氧，7～10L/min，10～20分钟。

（2）4%～10%利多卡因1ml经患侧鼻孔滴入，可缓解部分患者的头痛。

第9节 腹 泻

 案例 5-9

患者，男性，28岁，中午从冰箱中取出昨日剩饭菜，微波炉热3分钟后食用，饭后4小时感上腹部疼痛明显，发热，体温38℃左右，腹泻多次，为黄色水样稀便，每次200～300ml，自觉乏力明显。血常规：WBC 16.9×10⁹/L，中性粒细胞89.2%，Hb 159g/L，PLT 324×10⁹/L；粪便常规：WBC（++++），RBC（+）。

问题：1.患者腹泻的原因可能是什么？

2.需要与哪些疾病进行鉴别？

3.如何对该患者进行救治？

腹泻是一种常见症状，是指排便次数明显超过平日的频率，粪便稀薄、水分增加，每日排便量超过200g，含未消化食物或脓血、黏液。临床上按病程长短将腹泻分为急性和慢性两类。急性腹泻每天排便3次及以上，总量超过250g，持续时间不超过2周，粪便性状可为稀便、水样便、黏液便、脓血便或血样便，可伴有恶心、呕吐、腹痛或发热等全身表现，多为感染因素引起。慢性腹泻是指病程在2个月及以上的腹泻，或间歇在2～4周内的复发性腹泻，可为感染性和（或）非感染性因素所致。

一、病 因

（一）急性腹泻

急性腹泻会引起严重的脱水、电解质紊乱，造成低血容量性休克，进而造成多器官功能衰竭，尤其对儿童和老人的危害极大，救治不及时可导致死亡。

1.感染性

（1）细菌 包括霍乱弧菌、志贺菌属、大肠埃希菌、副溶血弧菌、沙门菌、弯曲菌、蜡样芽孢杆菌、产气荚膜梭菌、小肠结肠炎耶尔森菌。

（2）病毒 诺如病毒、轮状病毒、腺病毒和星状病毒等。

（3）寄生虫 蓝氏贾第鞭毛虫、内阿米巴、隐孢子虫、卡耶塔环孢子虫、血吸虫等。

（4）其他 抗生素相关性腹泻、医院获得性腹泻、免疫相关性腹泻。

2.中毒 如进食未煮熟的扁豆导致中毒，菌菇、河鲀、重金属、农药中毒等。

3.药物 泻药、胆碱能药物、洋地黄类药物等。

4.其他 溃疡性结肠炎急性发作、急性坏死性肠炎、食物过敏等。

（二）慢性腹泻

1.肠道感染性疾病 慢性阿米巴痢疾、慢性细菌性疾病、肠结核、梨形鞭毛虫病、血吸虫病、肠道念珠菌病。

2.肠道非感染性疾病 炎性肠病（克罗恩病和溃疡性结肠炎）、放射性肠炎、缺血性结肠炎、尿毒症性肠炎。

3.肿瘤 大肠癌、结肠腺瘤（息肉），小肠淋巴瘤、胃泌素瘤、血管活性肠肽瘤等。

4.小肠疾病 小肠吸收不良。

5.肠动力疾病 肠易激综合征。

6.胃部和肝胆胰疾病 胃大部切除-胃空肠吻合术后、萎缩性胃炎、慢性肝炎、肝硬化、慢性胰腺炎、慢性胆囊炎、胆囊切除术后。

7.全身性疾病 甲状腺功能亢进、糖尿病、慢性肾上腺皮质功能减退、系统性红斑狼疮、烟酸缺乏症、食物及药物过敏。

二、临床表现和诊断

根据患者流行病学史、临床表现和化验室检查可确定腹泻的病因。

（一）流行病学史

流行病学史可为病原学诊断提供一定的参考依据。感染性腹泻的季节特征和地区特征比较明显，夏季多见细菌性感染，秋季多见诺如病毒和轮状病毒腹泻。冬春季节亦多见各种病毒性腹泻，集体单位或局部地区腹泻流行或暴发流行。应首先考虑急性感染性腹泻。近期旅行史是诊断感染性腹泻的重要线索，尤其是从卫生条件较好的发达地区前往欠发达地区旅行。动物宿主、患者及带菌者的粪便污染食品和水的机会较多，是感染性腹泻病原体的主要传染源。弧菌主要通过海产品传播，诺如病毒也可以通过海产品传播。进食可疑食物史有助于判断感染的病原，可作为经验性诊断依据。

（二）临床表现

急性腹泻伴里急后重，多是直肠病变；阵发脐周疼痛，水样便，肠鸣音强，多为小肠病变；腹泻伴呕吐多见于胃肠炎、食物中毒；伴发热、腹痛，多见于急性细菌性痢疾；长期用抗生素或激素治疗，考虑菌群失调的单纯腹泻；伴有皮疹者，见于过敏性肠炎；米汤样便见于霍乱、副霍乱；脓血便见于阿米巴痢疾、细菌性痢疾、结肠癌；气味恶臭伴有泡沫为脂肪泻；洗肉水样便提示急性出血性小肠炎；

蛋花样便为伪膜性肠炎。

发热、乏力、倦怠等全身症状在腹泻患者中常见，出现严重脱水表现的腹泻，多提示病情严重或有基础疾病。较长时间高热又未得到液体的及时补充，也可导致或加重水电解质紊乱。如果常伴有剧烈呕吐，则可出现低血压、低氯低钾性碱中毒；严重脱水休克未得到及时纠正，可引起代谢性酸中毒。

（三）实验室检查

1. 粪便常规　肉眼观腹泻物性状，如是否为水样便，是否为脓血和黏液便等，即可大致判断腹泻的病因。光学显微镜检查见多个红细胞和大量脓细胞或白细胞＞15个/HP，有助于确定急性细菌性腹泻，粪便光学显微镜检查可发现虫卵、滋养体、包囊和卵囊时确诊阿米巴病。

2. 细菌培养　应根据流行病学、临床表现、腹泻物性状、病情轻重和粪便常规检查结果初步判断后再决定是否做细菌培养。对疑似霍乱的患者必须采集腹泻标本检测霍乱弧菌，对发热和（或）脓血便的患者应采集腹泻标本分离病原体，并做药物敏感试验，有助于经验治疗后调整治疗方案；粪便细菌分离培养结果的数据分析和积累，在腹泻流行病学和病原学监测方面有重要意义。

3. 基因诊断技术的应用　基因诊断技术具有快速、特异和敏感的特点。粪便提取物检测轮状病毒和诺如病毒特异性基因，不仅有助于诊断，也是病毒性腹泻分子流行病学调查的主要手段。

4. 对于长期慢性腹泻患者，全消化道造影、结肠镜检查有助于发现胃肠道肿瘤、炎性肠病及肠结核；此外，慢性腹泻患者全身检查也很重要，如甲状腺功能检查，腹部B超，血糖、尿糖的测定，结缔组织病的检查有助于发现慢性腹泻的病因。

三、急诊处理

（一）脱水的治疗

口服补液疗法（oral rehydration therapy，ORT）为首选，尤其是儿童。口服补液盐（oral rehydration salt，ORS）是为ORT特别研制的一种更加有效、低渗透压的口服药物。与标准ORS相比，新ORS配方中钠和葡萄糖浓度较低，能减轻呕吐，减少大便量，减少静脉输液量，用以防止或纠正腹泻导致的脱水。患者持续呕吐或明显脱水则需静脉补充葡萄糖盐水等晶体液及其他电解质。

（二）对症治疗

蒙脱石制剂、果胶和活性炭等具有吸附肠道毒素和保护肠黏膜的作用。蒙脱石制剂在急性腹泻中，能够缩短腹泻病程，降低腹泻频次。对消化道内的病毒、细菌及其毒素有固定和抑制作用，对消化道黏膜有覆盖能力，可促进肠黏膜修复，减轻腹泻症状，并缩短病程。

（三）病因的治疗

积极寻找病因，给予针对治疗。感染性腹泻，如细菌性痢疾、霍乱等，可适当选用有针对性的抗生素。过敏性腹泻，要停用引起过敏的食物或药物，可给予激素治疗。

（张　静　芮丙峰　徐迪世）

第**6**章
急性中毒

第1节 概 述

有毒化学物质进入人体，达到中毒量而引起人体发生暂时或持久性损害的过程称中毒。引起中毒的物质称毒物。中毒分为急性中毒和慢性中毒两类，长期小剂量毒物逐渐进入人体内，在体内蓄积到一定程度后才出现中毒表现，称为慢性中毒，其发病慢、病程长，多缺乏特异性诊断指标，容易误诊、漏诊。在短时间内接触大量毒物后出现中毒表现称急性中毒，其发病急、症状重，如不及时救治，可危及生命，急性中毒是临床常见的急症，其病情急骤，变化迅速，必须尽快作出诊断并给予急救处理。

一、病因与发病机制

（一）病因

毒物品种繁多，大致可分为下列几类。

1. 工业性毒物 化学溶剂、油漆、重金属、汽油、氯气、氰化物、甲醇、硫化氢等。

2. 农业性毒物 有机磷农药、化学除草剂、灭鼠药物、化肥等。

3. 药物过量中毒 许多治疗性药物过量均可导致中毒，如洋地黄、抗癫痫药、解热镇痛药、镇静催眠药、抗心律失常药等。

4. 动物性毒物 毒蛇、蜈蚣、蜂类、蝎子、蜘蛛、河鲀、新鲜海蜇等。

5. 食物性毒物 过期或霉变食物、腐败变质食物、有毒添加剂的食物等。

6. 植物性毒物 野蕈类、乌头、白果等。

7. 其他 强酸、强碱、一氧化碳、洗涤剂、灭虫药等。

（二）发病机制

毒物可通过皮肤、黏膜、呼吸道、消化道或直接注射吸收。毒物被吸收后进入血液，分布于全身。

1. 局部腐蚀、刺激作用 强酸、强碱可吸收组织中的水分，并与蛋白质或脂肪结合，数秒内即可使接触部位细胞变性、坏死。

2. 阻碍血红蛋白的携氧功能 一氧化碳、硫化氢、氰化物等窒息性毒物通过不同途径阻碍氧的吸收、转运或利用，导致组织缺氧。脑和心肌对缺氧敏感，易发生损害而引起意识障碍和心功能改变。

3. 麻醉作用 有机溶剂和吸入性麻醉药有强亲脂性。脑组织和细胞膜含脂量高，上述毒物蓄积达一定量后可通过血-脑脊液屏障进入脑组织内而抑制脑功能。

4. 抑制酶的活力 很多毒物本身或其代谢产物通过抑制酶的活力而产生毒性作用。如有机磷农药抑制胆碱酯酶，重金属抑制含巯基的酶，氰化物抑制细胞色素氧化酶等。

5. 干扰细胞或细胞器的生理功能 四氯化碳代谢产物可使肝细胞产生脂质过氧化，引起线粒体、内质网变性及肝细胞坏死。酚类使线粒体氧化磷酸化作用解偶联，妨碍腺苷三磷酸（ATP）形成和储存，结果释放出大量能量而发热。

6. 受体的竞争　如阿托品阻断毒蕈碱受体。

7. 变态反应　某些化学物质具有半抗原性质，在体内激发各种异常免疫反应，如哮喘、肝肾损害等。

二、临床表现

（一）皮肤、黏膜的表现

1. 皮肤及口腔黏膜灼伤　见于强酸、强碱、甲醛、苯酚、甲酚皂溶液等腐蚀性毒物中毒。硫酸灼伤的痂皮呈黑色，盐酸灼伤的痂皮呈棕色，硝酸灼伤的痂皮呈黄色，甲酚皂溶液灼伤的痂皮呈白色。

2. 发绀　引起氧合血红蛋白不足的毒物可导致发绀。如麻醉药、有机溶剂抑制呼吸中枢，刺激性气体引起肺水肿等，都可引起发绀。亚硝酸盐中毒能产生高铁血红蛋白血症而出现发绀，往往是由口服引起，故又称肠源性发绀。

3. 黄疸　四氯化碳、鱼胆等中毒损害肝脏可致黄疸。

4. 樱桃红色　见于一氧化碳、氰化物等中毒。

5. 潮红　见于阿托品、酒精等中毒。

6. 大量出汗　见于有机磷、毒蕈等中毒。

（二）眼的表现

1. 瞳孔扩大　见于阿托品、颠茄、酒精、麻黄碱、氰化物等中毒。

2. 瞳孔缩小　见于有机磷农药、氨基甲酸酯类杀虫药、吗啡、二乙酰吗啡（海洛因）、麻醉药、催眠药、氯丙嗪、毒扁豆碱等中毒。

3. 复视　见于乌头碱中毒。

4. 视神经炎　见于甲醇、一氧化碳等中毒。

（三）神经系统的表现

1. 昏迷　见于多种毒物中毒，如麻醉剂、催眠药、酒精、有机磷农药、阿片类药物、氰化物、亚硝酸盐、阿托品类药物、一氧化碳、二氧化碳、砷、苯、硫化氢等中毒。

2. 惊厥　见于窒息性毒物、剧毒灭鼠药、有机氯农药、异烟肼等中毒。

3. 抽搐　见于中枢兴奋剂（士的宁、樟脑）、氰化物、有机磷农药、有机氯农药、氯丙嗪、硫化氢等中毒。

4. 谵妄　见于阿托品、酒精、抗组胺药等中毒。

5. 精神失常　见于二氧化碳、一氧化碳、有机溶剂、阿托品等中毒。

6. 瘫痪　见于可溶性钡盐、三氧化二砷、蛇毒等中毒。

7. 肌纤维颤动　见于有机磷农药及氨基甲酸酯类杀虫药中毒。

（四）呼吸系统的表现

1. 呼吸气味异常　有机磷农药、铊中毒有大蒜味；酒精中毒有酒味；氰化物中毒有苦杏仁味；硫化氢中毒有臭蛋味。

2. 肺水肿　见于刺激性气体、有机磷农药、磷化锌、棉籽等中毒。

3. 呼吸增快　水杨酸、甲醇、樟脑等中毒可致呼吸中枢兴奋。

4. 呼吸减慢　见于麻醉药、催眠药、吗啡、白果等中毒。

（五）循环系统的表现

1. 心律失常　洋地黄、氨茶碱、乌头碱等兴奋迷走神经；拟肾上腺素药、三环类抗抑郁药等兴奋交感神经，均可引起心律失常。

2. 心搏骤停　见于严重的洋地黄及氨茶碱中毒、窒息性毒物中毒及奎尼丁、锑剂、麻醉药、有机磷农药等中毒。

3. 休克 剧烈呕吐、腹泻致血容量减少，见于三氧化二砷中毒；血浆渗出，见于强酸、强碱中毒；抑制血管舒缩中枢，使周围血管扩张，见于巴比妥类药物中毒；损害心肌，见于砷、锑中毒。

（六）消化系统的表现

1. 呕吐 见于酸、碱、砷、磷和卤素、尼古丁、洋地黄、白果等中毒。

2. 剧烈腹痛、腹泻 见于毒蕈等中毒。

3. 大量流涎 见于乌头碱、毒蜘蛛、有机磷农药等中毒。

4. 腹胀、便秘 见于棉籽等中毒。

（七）血液系统的表现

1. 溶血性贫血 见于砷化氢、苯胺、硝基苯等中毒。

2. 出血 阿司匹林、氯霉素、抗肿瘤药等可引起血小板质和量的异常；肝素、双香豆素、蛇毒等引起凝血功能障碍。

3. 白细胞减少和再生障碍性贫血 见于氯霉素、抗肿瘤药、苯等中毒。

（八）泌尿系统的表现

1. 血红蛋白尿 毒蕈、蚕豆、蛇毒和各种引起急性溶血的毒物中毒。

2. 绿蓝色尿 见于酚类、亚甲蓝中毒。

3. 少尿、无尿 四氯化碳、氯化汞、氨基糖苷类、第一代头孢菌素类抗生素、毒蕈、鱼胆等中毒，可引起肾小管坏死；砷化氢中毒可引起血管内溶血，血红蛋白由尿排出时可阻塞肾小管等。

（九）发热的表现

发热见于阿托品、棉酚、二硝基酚等中毒。

三、诊　断

急性中毒主要根据毒物接触史、临床表现及实验室检查，综合判断，作出诊断。

四、急救处理

急性中毒应根据毒物的种类、中毒的途径及病情评估进行综合救治。急救原则：立即终止正在接触的毒物，维持生命体征的稳定，清除尚未被吸收的毒物，促进已吸收毒物的排出，应用特效解毒药，对症及支持治疗等。

（一）立即终止接触毒物

毒物经呼吸道侵入时，要立即将患者撤离中毒现场，转移至空气新鲜的地方，保持其呼吸道通畅；由皮肤侵入时，应立即清洗接触部位皮肤；由胃肠道进入的毒物应立即停止服用，采取措施减少毒物的吸收并加速毒物排出。

（二）维持生命体征的稳定

急性中毒病情危重者，首先要保持呼吸道通畅，维持呼吸、循环功能和生命体征的稳定，必要时及时建立人工气道、辅助呼吸等，加强监护。呼吸、心搏停止者，立即进行心肺复苏抢救。

（三）清除尚未吸收的毒物

越早越彻底清除尚未吸收的毒物，急救效果越好。

1. 清除皮肤上的毒物 毒物经皮肤吸收中毒时，立即脱去污染的衣服，用大量肥皂水或清水清洗皮肤、毛发和指甲。

2. 消除胃肠道内尚未吸收的毒物　方法有催吐、洗胃、导泻和灌肠。

（1）催吐　适用于神志清楚且能合作者，采用催吐法，但要注意误吸的可能。①让患者饮清水300～500ml，然后用手指、筷子或压舌板刺激咽后壁或舌根诱发呕吐，反复进行，直到胃内容物完全呕出为止。②可用吐根糖浆15～30ml，加水200ml，分次口服，20分钟左右即发生呕吐，若未呕吐，再重复上述剂量1次。③可用催吐药阿扑吗啡5mg，皮下注射。患者处于昏迷、惊厥状态，吞服腐蚀性毒物、石油蒸馏物（如汽油、柴油、煤油等）者和原有食管-胃底静脉曲张、胃溃疡、主动脉夹层者不宜催吐。

（2）洗胃　是经消化道吸收中毒者抢救成功的关键，应尽早、彻底进行洗胃。一般认为在服毒后6小时内洗胃有效，但超过6小时仍有洗胃的必要，因为在毒物的作用下胃排空延迟，有些毒物如有机磷农药、甲基水杨酸等吸收后能再分泌到胃部，若为昏迷患者则药物在胃部停留的时间也会延长。而且洗胃时，可以取呕吐物做毒物分析。所以消化道吸收中毒者，均要采取洗胃的措施，但吞服强腐蚀性毒物、食管静脉曲张者不宜洗胃。昏迷、惊厥者洗胃应慎重。洗胃常见的并发症有吸入性肺炎、食管破裂、胃穿孔等。

（3）导泻　洗胃后灌入泻药，以清除进入体内的毒物。常用硫酸钠或硫酸镁15～30g溶于20～40ml水内，一次口服或经胃管灌入，若30分钟无导泻作用，则再加水500ml口服。但镁离子对中枢神经系统有抑制作用，昏迷及肾功能不全者不宜使用。一般不用油类泻剂。

（4）灌肠　可在4～6小时内清空肠道。适用于服毒时间超过6小时，导泻无效者。腐蚀性毒物中毒者不宜使用此方法。

3. 清除眼内的毒物　立即用清水彻底冲洗，局部一般不用化学拮抗剂。

4. 清除伤口中的毒物　毒蛇咬伤时，伤口放血排毒。

链接

临床常用洗胃液的选择

根据毒物的种类不同，选用适当的解毒药物。

1. 解毒剂　1：5000高锰酸钾，可使生物碱、毒蕈类氧化而解毒。

2. 保护剂　牛奶、蛋清、米汤、植物油等，可用于缓解吞服的腐蚀性毒物中毒。

3. 沉淀剂　硫酸钠可与可溶性钡盐作用，生成不溶性的硫酸钡；乳酸钙或葡萄糖酸钙可与氟化物或草酸盐作用，生成氟化钙或草酸钙沉淀；生理盐水可与硝酸银作用生成氯化银。

（四）促进已被吸收毒物的排出

1. 利尿及改变尿液酸碱度　多数毒物经肾脏排出，多饮水、静脉输液可增加尿量，促进毒物的排出。少数毒物如苯巴比妥、水杨酸类药物、苯丙胺等应该用作用较强的利尿药，如呋塞米可增加尿量，促进其排出。改变尿液pH可促使毒物排出，如静脉滴注碳酸氢钠碱化尿液可促使酸性药如苯巴比妥、水杨酸类从尿中排出（苯巴比妥在碱性尿液中可增加7倍）；用维生素C酸化尿液，有利于苯丙胺、奎宁等碱性药物排出。

2. 吸氧治疗　一氧化碳中毒时，吸高浓度氧可促使碳氧血红蛋白解离，加速一氧化碳排出。高压氧治疗效果更佳。

3. 血液净化　用于中毒程度重，昏迷时间长，常规治疗疗效不佳，尤其是并发重要脏器功能明显减退者。

（1）血液透析　在中毒后12小时内进行效果好。对分子质量小于500Da、水溶性强、蛋白质结合率低的毒物，如苯巴比妥、水杨酸类药物、醇类物质、茶碱等消除效果较好；而对短效巴比妥类药物、有机磷杀虫药等脂溶性毒物清除效果差。氯酸盐、重铬酸盐中毒时易引起急性肾衰竭，应首选此法。

（2）腹膜透析　可用于清除血液中的苯巴比妥、水杨酸类药物、甲醇、乙二醇、锂等。

（3）血液灌流　血液流过装有药用炭或树脂的灌流柱，能吸附脂溶性及与蛋白质结合的化合物，有效清除血液中的巴比妥类药物、洋地黄类药物、解热镇痛药，氨茶碱、木通及蛇毒素等。对地西泮、氯丙嗪、氯氮平、部分有机磷农药、四亚甲基二砜四胺（毒鼠强）也有一定的清除作用。要注意的是，在血液灌流中，血小板、白细胞、凝血因子和治疗药物也能被吸附排出，需要及时监测补充。

（4）血浆置换　适用于亚硝酸盐、抗疟药等中毒后使血红蛋白变性的患者。同时也适用于有机磷农药、巴比妥类药物、砷化氢、毒蕈、蛇毒等中毒后导致溶血反应的患者。

（五）应用特效解毒药

1. 金属中毒解毒药　有氨羧络合剂和巯基型络合剂。

（1）氨羧络合剂　①依地酸二钠钙：是最常用的，可与多种金属形成稳定且可溶的金属螯合物而排出体外。②治疗铅中毒：每日1g加于5%葡萄糖注射液250ml中稀释后静脉滴注，连续用药3日，休息3～4日后可重复用药。

（2）巯基型络合剂　①二巯丙醇，含有活性巯基，可与某些金属形成无毒、难解离但可溶的螯合物由尿中排出，还能恢复巯基酶的活力，可用于治疗砷、汞中毒。治疗急性砷中毒：第1～2日，2～3mg/kg，每4～6小时一次，肌内注射；第3～10日，2次/日。副作用有恶心、呕吐、头痛、腹痛、心悸等。②二巯基丙磺酸钠，作用与二巯丙醇相似，但疗效较高，副作用较少，用于治疗汞、砷、铜、锑、铅等中毒。汞中毒时，用二巯基丙磺酸钠0.25g，1次/日，肌内注射，连续用药3日，休息4日后可再用。③二巯基丁二酸钠，也用于治疗汞、砷、铜、锑、铅等中毒。

2. 有机磷农药解毒药　阿托品等抗胆碱能药物及胆碱酯酶复能剂。

3. 中枢神经抑制剂解毒药

（1）纳洛酮　是吗啡受体拮抗剂，能拮抗β-内啡肽对中枢神经的抑制作用，对阿片类药物引起的呼吸抑制有特异性拮抗作用。用于吗啡、二醋吗啡、美沙酮、哌替啶等中毒，对急性酒精中毒有催醒作用。

（2）氟马西尼　是苯二氮䓬类药物中毒的拮抗药，用于地西泮等苯二氮䓬类药物中毒的解救。

4. 高铁血红蛋白血症解毒药

（1）亚甲蓝（美蓝、甲烯蓝）　小剂量（1～2mg/kg）可使高铁血红蛋白还原为正常血红蛋白，可用于治疗亚硝酸盐、苯胺、硝基苯等中毒引起的高铁血红蛋白血症。用法：1%亚甲蓝5～10ml（1～2mg/kg）稀释后静脉注射，必要时可重复应用。大剂量（10mg/kg）反而可以产生高铁血红蛋白血症，用于治疗氰化物中毒。药物注射外渗时易引起组织坏死，应引起高度注意。

（2）维生素C（抗坏血酸）　常与亚甲蓝合用。用法：0.5～1.0g/次稀释后静脉注射，4小时/次，或3～4g加于5%葡萄糖注射液500ml中稀释后静脉滴注，1次/日。

5. 氰化物中毒解毒药　常用亚硝酸盐-硫代硫酸钠疗法。适量亚硝酸盐使血红蛋白氧化为高铁血红蛋白，后者与血中氰化物络合成氰化高铁血红蛋白，硫代硫酸钠使氰离子转变为毒性低的硫氰酸盐而排出体外。用法：立即吸入亚硝酸异戊酯，或3%亚硝酸钠溶液10ml缓慢静脉注射；继之用25%硫代硫酸钠50ml缓慢注射。

6. 其他　氟乙酰胺中毒用乙酰胺解毒；双香豆素中毒用维生素K解毒；肝素过量用等量鱼精蛋白解毒；阿托品中毒用毛果芸香碱或毒扁豆碱解毒；毒蛇咬伤用抗蛇毒血清解毒；肉毒中毒用多价抗肉毒血清解毒等。

（六）对症及支持治疗

脑水肿时可使用甘露醇和地塞米松消除脑水肿；惊厥时保护患者避免受伤，可使用地西泮、苯巴比妥钠等；积极纠正水、电解质及酸碱平衡紊乱；酌情使用保护心、肝、肾、脑的药物；昏迷患者要注意保暖，经常翻身，防止发生坠积性肺炎和压疮等。

五、预　防

1. 宣传中毒的预防和急救知识，如冬季做好预防一氧化碳中毒的宣传。

2. 加强毒物管理，严格遵守防护和管理制度，加强毒物保管。

3. 提高防毒意识，不吃有毒或变质的食物等。

第2节　一氧化碳中毒

案例6-1

患者，男性，65岁，昏迷半小时。半小时前患者被家属发现昏迷在床，床边可见呕吐物。患者自己独住，家中煤炉取暖，既往原发性高血压病史5年，无肝、肾和糖尿病病史，否认药物过敏史。查体：T 37℃，P 96次/分，R 24次/分，BP 160/90mmHg，昏迷，呼之不应，皮肤、黏膜无出血点，巩膜无黄染，瞳孔等大，直径3mm，对光反射灵敏，口唇呈樱桃红色，颈软，无抵抗。心界不大，律齐，无杂音，双肺清，未闻及干湿啰音，腹平软，肝脾未触及肿大。

　　问题：1.患者目前最可能的诊断是什么？为确诊需要进一步做哪些检查？

　　　　　2.写出其诊断依据，需要与哪些疾病鉴别？

　　　　　3.如何为该患者进行治疗？

一氧化碳（carbon monoxide，CO）是在生产和生活中，含碳物质燃烧不完全时，产生的一种无色、无味的气体。比空气轻，易扩散。CO是从感官上难以与空气鉴别的气体，此特性使CO在空气中达到致死浓度而不易被发觉。CO中毒（煤气中毒）是由CO大量聚集并被吸入人体所致。常见原因有在通气不良的室内烧煤取暖，使用燃气热水器，在封闭的车内长时间开放空调等。

一、病因与发病机制

（一）病因

1. 冬季在密室内烧煤或用炭盆取暖，若通风不良或使用不当即可中毒，这是国内CO中毒的常见原因。

2. 煤气管道或灶具漏气。

3. 接触能产生CO的工作环境，如矿山隧道内放炮，冶金工业的炼焦、炼钢，化学工业的合成氨、甲醇、甲醛过程中，碳素厂的石墨制造，石灰、砖瓦、玻璃、陶瓷、水泥等的工业炉窑内均会产生大量的CO。

4. 汽车和船舶内燃机等排出的废气均含有大量的CO。

5. 密闭浴室内使用燃气热水器淋浴。

（二）发病机制

CO中毒主要引起组织缺氧。CO经呼吸道吸入，通过肺泡壁进入血液，约85%与血红蛋白（Hb）结合，形成稳定的碳氧血红蛋白（COHb）。COHb无携氧能力，并抑制氧合血红蛋白的解离，使血氧不易释放给组织而造成组织缺氧。高浓度的CO还可抑制细胞色素氧化酶，引起细胞缺氧。CO中毒时，体内代谢旺盛而血管吻合支少的脑和心最易受损害。脑血管迅速扩张，酸性代谢产物增多及脑血管通透性增加，造成脑细胞外水肿；脑内三磷酸腺苷（ATP）很快耗尽，钠-钾泵功能障碍，细胞内水、钠增多，导致脑细胞内水肿，进而血栓形成、缺血性坏死、脱髓鞘变性等。心肌也可发生类似变化。

二、临床表现

CO中毒对人体的危害主要取决于血液中COHb浓度（正常可达5%～10%），也与患者中毒前的健康状况、体力活动等有关。急性CO中毒起病急、潜伏期短。主要表现为头痛、头晕、心悸、恶心、呕吐、四肢乏力、意识模糊甚至昏迷，重者达深昏迷或去大脑皮质状态，往往出现牙关紧闭、全身性强直-痉挛发作、大小便失禁。部分患者可并发脑水肿、肺水肿、严重的心肌损害、休克、呼吸衰竭、上消化道出血、皮肤水疱或成片的皮肤红肿、肌肉肿胀坏死、肝肾损害等。一般情况下，昏迷持续时间短，脱离现场后进行抢救，可较快苏醒，无明显并发症。根据中毒表现及血液中COHb的浓度，将急性CO中毒分为轻、中、重3度。

1. 轻度中毒 血液COHb浓度达10%～30%。患者有剧烈头痛、头晕、恶心、呕吐、口唇黏膜呈樱桃红色（约50%的患者出现）、心悸、四肢无力、视物模糊、嗜睡，原有冠心病者可出现心绞痛。及时脱离中毒环境，移至通风良好的地方，吸入新鲜空气或氧疗后症状很快消失。

2 中度中毒 血液COHb浓度达30%～50%。患者可出现抽搐或昏迷，呼吸困难，对疼痛刺激可有反应，瞳孔对光反射和角膜反射迟钝，腱反射减弱，呼吸、血压、脉搏可有改变。如抢救及时可完全康复。

3. 重度中毒 血液COHb浓度达50%以上。迅速出现惊厥、深昏迷，各种反射消失，去大脑皮质状态，常有脑水肿、肺水肿、呼吸衰竭、消化道出血、休克和心律失常、心肌梗死、锥体系或锥体外系损坏体征。皮肤受压部位出现水疱和红肿、肌肉血供受压导致压迫性肌肉坏死（横纹肌溶解综合征），引起急性肾小管坏死和肾衰竭。重度中毒昏迷时间长者死亡率高，幸存者可有不同程度的神经系统后遗症，如帕金森综合征、偏瘫、失语、癫痫等。

部分CO中毒患者在意识障碍恢复后，经过2～60天的假愈期，再出现中枢神经系统损害症状者称迟发性脑病。有下列表现：①精神意识障碍，呈现去大脑皮质状态、痴呆状态、谵妄状态。②锥体外系表现，如帕金森综合征。③锥体系表现，如偏瘫、病理反射阳性、大小便失禁等。④大脑皮质局灶性功能障碍，如失语、失明、继发性癫痫等。⑤脑神经及周围神经损害，如视神经萎缩、听神经损害及周围神经病变等。

三、辅助检查

1. 血液COHb测定 脱离现场数小时后COHb将逐渐消失，因此需及时采血测定。简易测定方法如下。

（1）加碱法 取患者血液1～2滴。用蒸馏水3～4ml稀释后加10%氢氧化钠溶液1～2滴，混匀。血液中COHb增多时，加碱后血液仍保持淡红色不变，正常血液呈绿色，本实验在COHb高达50%时才呈阳性。

（2）煮沸法 取患者血液3～5滴滴入蒸馏水10ml中煮沸。血液中COHb增多时为淡红色，正常血液呈褐色。

2. 脑电图检查 可见弥漫性低波幅慢波，与缺氧性脑病进展相平行。

3. 头部CT检查 脑水肿时可见脑部有病理性密度减低区。

4. 动脉血气分析 动脉血氧分压和血氧饱和度降低，中毒时间长者有代谢性酸中毒。

5. 心肌损伤标记物 如肌酸激酶及其同工酶的增高示心肌损害。一般中毒后4～8小时开始出现，24～36小时达到高峰，以后逐渐下降。肌钙蛋白也可升高，维持升高的时间可能较长。

四、诊断和鉴别诊断

（一）诊断

1. 病史 有CO吸入史，如冬季关闭门窗用煤炉生火取暖，同室人一起发病等。

2. 临床表现 轻度中毒仅有头晕、头痛、恶心、呕吐、胸闷等；中度中毒表现为皮肤、黏膜呈樱桃红色；重度中毒除上述症状外，可出现昏迷或惊厥、血压下降、呼吸困难等。

3. 实验室检查 测定血中COHb高于10%以上。

（二）鉴别诊断

本病应与脑血管意外、脑膜脑炎、脑震荡、糖尿病酮症酸中毒及其他中毒引起的昏迷相鉴别。

五、急救处理

迅速将患者撤离中毒环境，转移到空气新鲜的地方休息、保暖，保持呼吸道通畅，立即给氧。

（一）积极纠正缺氧

氧疗是CO中毒最有效的治疗。吸入新鲜空气时，CO由COHb释放出半量约需4小时；吸入纯氧可缩短至30～40分钟；在3个大气压下吸入纯氧可缩短至20分钟。故提倡高压吸氧。

1. 高压氧舱 能增加血液中的溶解氧，提高动脉血氧分压，迅速纠正组织缺氧，并加速COHb的解离，恢复血红蛋白的正常功能，中、重度CO中毒患者首选高压氧治疗，宜早期应用。一般高压氧治疗1小时/次左右，1次/日，特殊情况下2次/日。一般轻度中毒治疗5～7次，中度中毒治疗10～20次，重度中毒治疗20～30次。

> **链接**
>
> ### 医用高压氧舱
>
> 1. 纯氧舱 用纯氧加压，稳压后患者直接呼吸舱内的氧。优点：体积小，价格低，易于运输，很受中小医院的欢迎。缺点：加压介质为氧气，极易引起火灾，化纤织物绝对不能进舱，进舱人员必须着全棉衣物；一次只允许一个患者进舱治疗，部分患者可出现幽闭恐惧症；医务人员一般不能进舱，一旦舱内有情况，难以及时处理，不利于危重和病情不稳定患者的救治。
>
> 2. 空气加压舱 用空气加压，患者可通过面罩吸氧。优点：安全；体积较大，一次可容纳多个患者进舱治疗，治疗环境比较轻松；允许医务人员进舱，利于危重和病情不稳定患者的救治；如有必要可在舱内实施手术。缺点：体积较大，运输不便，价格昂贵。

2. 鼻导管吸氧 氧流量为8L/min，以后根据情况采用持续低浓度吸氧，清醒后间歇给氧，可用于无高压氧治疗条件者。

3. 换血疗法或血浆置换 适用于病情危重而又无高压氧治疗条件者。

（二）防治脑水肿

严重中毒后脑水肿可在24～48小时发展到高峰，应及时进行脱水治疗，缓解脑水肿，防止或减少迟发性脑病的发生。

1. 20%甘露醇 0.5～1.0g/kg快速静脉滴注，2～4次/日，2～3日后若颅内压好转可减量。

2. 糖皮质激素 如地塞米松10～30mg或氢化可的松200～400mg，分次静脉注射。

3. 利尿剂 快速利尿剂常用呋塞米，10～40mg/次，静脉注射。

（三）改善脑细胞代谢

应用能量合剂，常用药物有细胞色素c、大剂量维生素C和B族维生素、辅酶A、胞磷胆碱等，加入5%葡萄糖注射液中静脉滴注，1次/日，连用3～5日。

（四）对症治疗

保持呼吸道通畅，必要时行气管插管或气管切开，应用呼吸机。

1. 抽搐者使用地西泮，每次10～20mg，缓慢静脉注射，也可用水合氯醛灌肠。

2.高热患者，给予物理降温如冰帽或人工冬眠等。

3.纠正酸中毒，维持水及电解质平衡。

4.合并感染者，可选用有效抗生素治疗感染。

5.有横纹肌溶解症者应碱化尿液、适当利尿，防治急性肾衰竭。

第3节 有机磷中毒

 案例6-2

患者，女性，23岁，半小时前与他人生气后口服农药50ml。查体：T 36.8℃，BP 100/65mmHg，神志淡漠，呼出气有大蒜味，全身大汗，口角流涎。双侧瞳孔直径为1mm，双肺呼吸音粗，可闻及湿啰音，HR 100次/分，腹部未见异常，四肢可见自主活动，病理征阴性。血常规：WBC 5×10⁹/L，中性粒细胞30%，淋巴细胞70%。

问题：1.患者目前最可能的诊断是什么？

2.病情评估和即刻处理是什么？

有机磷农药（表6-1）是目前农业使用最广、用量最大的杀虫剂，对人畜有一定的毒性，大多呈油状，淡黄色或者棕色，有大蒜味，不溶于水而溶于有机溶剂，在碱性或者高温条件下易分解失效。

<table>
<tr><th colspan="3">表6-1 有机磷农药分类</th></tr>
<tr><th>类型</th><th>半数致死量</th><th>有机磷杀虫剂</th></tr>
<tr><td>剧毒类</td><td>＜10mg/kg</td><td>甲拌磷、内吸磷、对硫磷等</td></tr>
<tr><td>高毒类</td><td>10～100mg/kg</td><td>甲基对硫磷、甲胺磷、氧乐果、敌敌畏等</td></tr>
<tr><td>中毒类</td><td>100～1000mg/kg</td><td>乐果、乙硫磷、敌百虫、敌匹硫磷、氯吡硫磷等</td></tr>
<tr><td>低毒类</td><td>1000～5000mg/kg</td><td>马拉硫磷、辛硫磷、氯硫磷等</td></tr>
</table>

急性有机磷农药中毒是指短期内大量有机磷农药进入人体，抑制了体内胆碱酯酶的活性，失去分解乙酰胆碱的能力，造成组织中乙酰胆碱大量积聚，出现以毒蕈碱样、烟碱样和中枢神经系统症状为主要表现的全身性疾病。急性有机磷农药中毒是我国急诊常见危重病。

一、病 因

1.生产性中毒 指生产过程中保管、运输及使用操作过程中个人防护不当，不遵守操作规程等原因造成的中毒。

2.非生产性中毒 主要指在生活中误服，自服或误食被有机磷农药污染的食物、蔬菜和水所致的中毒。

二、发病机制

1.毒物代谢动力学 有机磷中毒主要经胃肠道、呼吸道、皮肤、黏膜吸收，6～12小时血中浓度达到高峰。吸收后迅速分布于全身各脏器，以肝中的浓度最高，肾、肺、脾次之。有机磷主要在肝内代谢及分解。一般先经氧化反应使毒性增强，而后经水解降低毒性。其代谢产物主要通过肾排泄，少量经肺排出，多数有机磷及代谢产物48小时后可完全排出体外，少数品种如剧毒类在体内存留可达数周甚至更长时间。

2.中毒机制 有机磷对人体的毒性主要是对胆碱酯酶的抑制，其进入体内可与胆碱酯酶结合，形成化学性质稳定的磷酰化胆碱酯酶，使胆碱酯酶分解乙酰胆碱的能力丧失，导致体内乙酰胆碱大量蓄积，胆碱能神经持续冲动，产生先兴奋后抑制的一系列毒蕈碱样症状（M样症状）、烟碱样症状（N样症状）及中枢神经系统症状，严重者常死于呼吸衰竭。

三、临床表现

急性有机磷中毒的发病时间与毒物种类、剂量、侵入途径及机体状态（如空腹或进餐）等密切相关。口服中毒在10分钟至2小时发病，吸入者在数分钟至半小时内发病，皮肤吸收者2～6小时发病。典型的中毒症状包括呼出气为大蒜味、瞳孔缩小（针尖样瞳孔）、大汗、流涎、气道分泌物增多、肌纤维颤动及意识障碍等。

（一）急性胆碱能危象

1. 毒蕈碱样症状　为中毒后最早出现的症状，主要是副交感神经末梢过度兴奋，表现如下。①平滑肌痉挛表现：瞳孔缩小，胸闷、气短、呼吸困难，恶心、呕吐、腹痛、腹泻。②括约肌松弛表现：大小便失禁。③腺体分泌增加表现：大汗、流泪和流涎；气道分泌物明显增多，表现为咳嗽、气促、双肺有干或湿啰音，严重者可发生肺水肿。

2. 烟碱样症状　主要由乙酰胆碱在横纹肌神经肌肉接头处蓄积过多所致，主要表现为：①肌纤维颤动（面、眼睑、舌、四肢和全身骨骼肌肌束震颤），甚至全身肌肉强直性痉挛，也可出现肌力减退或瘫痪，严重者因呼吸肌麻痹可引起呼吸衰竭。②交感神经节后纤维末梢释放儿茶酚胺，可表现为血压增高和心律失常。

3. 中枢神经系统症状　早期可表现出头晕、头痛、疲乏、无力等症状，继而出现烦躁不安、谵妄、运动失调、言语不清、惊厥、抽搐，严重者可出现昏迷、中枢性呼吸循环功能衰竭。

（二）局部损害

有些有机磷农药接触皮肤后，可引起过敏性皮炎，出现水疱和剥脱性皮炎，侵入眼内可引起结膜充血和瞳孔缩小。

（三）迟发及并发症

1. 中间综合征　发病机制与神经肌肉接头传递功能障碍、突触后膜功能失活有关。在急性有机磷中毒后1～4天，个别7天后出现的以屈颈肌、四肢近端肌肉、第Ⅲ～Ⅶ对和第Ⅸ～Ⅻ对脑神经所支配的部分肌肉及呼吸肌麻痹为特征性临床表现的综合征。患者可表现为转颈、耸肩、抬头、咀嚼无力、睁眼、张口、四肢抬举困难，腱反射减弱或消失，不伴感觉障碍。严重者出现呼吸肌麻痹，表现为胸闷、气短、呼吸困难，迅速出现呼吸衰竭，如无呼吸支持则很快死亡。

2. 迟发型多发性神经病　与神经靶酯酶的抑制、老化及轴突发生变性等有关。在中毒症状消失2～3周后发生迟发性脑病，多为双下肢瘫痪、四肢肌肉萎缩等神经系统症状。

3. 反跳　是指急性有机磷中毒患者经积极抢救治疗，临床症状好转后数天至1周病情突然急剧恶化，再次出现中毒症状。其可能与皮肤、毛发、胃肠道或误吸入气道内残留的有机磷毒物继续被吸收或解毒剂减量、治疗药物停用过早有关。

四、辅助检查

1. 胆碱酯酶活力测定　是有机磷中毒诊断的特异性实验指标，可作为急性有机磷中毒诊断、分级及病情判断的重要指标。动态观察全血胆固醇酯（ChE）活力恢复情况，对于指导治疗具有重要意义。正常胆碱酯酶活力为100%；轻度中毒在50%～70%；中度中毒在30%～50%；重度中毒为小于30%。

2. 毒物检测　患者血、尿、粪便或胃内容物中可检测到有机磷或其特异性代谢产物成分，有机磷的动态血药浓度检测有助于病情评估及治疗。

五、诊断及鉴别诊断

（一）诊断依据

一般依据有机磷的接触史、临床表现及胆碱酯酶活力测定，临床通常不难诊断急性有机磷中毒。需要注意的是，即使患者或家属不能提供明确的有机磷接触史，但患者出现胆碱能兴奋临床表现及胆碱酯酶活力明显下降时，也需考虑本病。

（二）中毒程度判断

1. 轻度 以毒蕈碱样症状为主，全血胆碱酯酶活力正常值为50%～70%。

2. 中度 上述症状加重，出现烟碱样症状，全血胆碱酯酶活力正常值为30%～50%。

3. 重度 除毒蕈碱样症状及烟碱样症状外，出现肺水肿、脑水肿等重要脏器功能衰竭的临床表现，全血胆碱酯酶活力在正常值30%以下。

（三）鉴别诊断

应与中暑、急性胃肠炎或脑炎、脑血管意外、阿片类药物中毒等鉴别，尚需与氨基甲酸酯类杀虫剂、沙蚕毒素类、毒蕈中毒等鉴别。除此之外，在诊断过程中应注意合并症的鉴别诊断，如吸入性肺炎、外伤、合并其他毒物中毒等。

六、急诊处理

（一）现场急救

现场救治时应注意评估患者生命体征，维持生命体征稳定，迅速清除毒物。患者早期可能因胆碱能危象而出现呼吸衰竭，甚至出现心搏骤停，因此，在现场环境安全、患者脱离中毒环境后，应初步评估患者生命体征，维持生命体征稳定。呼吸、心搏停止者立即行心肺复苏术，同时给予足量解毒剂。衣物、皮肤等被有机磷农药污染者，应脱去污染的衣物，用肥皂水清洗污染的皮肤、毛发。无催吐禁忌证时尽早进行现场催吐，有条件的可在现场予以解毒剂，保持气道通畅，开通静脉通道，并尽快将患者转运至有救治条件的医疗机构。

（二）阻止毒物吸收

被有机磷污染的皮肤、毛发等尚未清洗或清洗不彻底者，应彻底清洗，以终止与毒物的接触，避免毒物继续经皮肤、黏膜吸收。眼部接触者应立即用清水或生理盐水冲洗。经消化道接触者，应尽快予以洗胃、吸附等肠道去污措施。

洗胃应在中毒后尽早进行，早期、彻底地洗胃是抢救成功的关键。明确的有机磷中毒患者宜用温清水、2%碳酸氢钠（敌百虫中毒者禁用）或1∶5000高锰酸钾溶液（对硫磷中毒者禁用）洗胃。当无法立刻明确患者中毒毒物种类时，临床救治中多应用清水洗胃。在洗胃前应做好气道保护，必要时可行气管插管后再洗胃。

（三）特效解毒剂

1. 复能剂 可复活被有机磷抑制的胆碱酯酶，直接与有机磷化合物结合后使其失去毒性，并具有较弱的类似阿托品抗胆碱作用。此药物使用原则为早期、足量、足疗程。目前常用的药物有氯解磷定、碘解磷定、双复磷和甲磺磷定等。氯解磷定为救治有机磷中毒的首选复能剂，如无法获得氯解磷定可选用碘解磷定。氯解磷定一般宜采取肌内或者静脉注射，首次剂量为0.5～1.0g，随后以0.5～1.0g每2小时1次肌内注射，随后根据病情酌情延长用药间隔时间，疗程一般为3～5天，严重病例可适当延长用药时间。

该类药物的副作用有短暂的眩晕、视物模糊、复视、血压升高等。用量过大可引起癫痫发作和抑制胆碱酯酶活力，注射速度过快可导致暂时性呼吸抑制。

2. 抗胆碱能药物　此类药物通过阻断乙酰胆碱的毒蕈碱样症状，对抗有机磷所致的呼吸中枢抑制、肺水肿、循环衰竭等作用，对烟碱样症状及胆碱酯酶活力的恢复无效。此药物使用原则为早期、适量、反复、个体化，直至毒蕈碱样症状明显好转或达到阿托品化后维持。

（1）阿托品是临床首选的抗胆碱能药物。阿托品静脉注射1～4分钟即可起效，8分钟效果达峰值，全身性作用可维持2～3小时，首剂为2～4mg，一般首次给药10分钟未见症状缓解者即可重复给药，严重患者每5分钟即可重复给药。达阿托品化后给予维持量。维持量一般为0.5mg，每4～6小时1次；中度中毒：0.5～1.0mg，每2～4小时1次；重度中毒：0.5～1.0mg，每1～2小时1次；中毒情况好转后逐步减量至停用。阿托品化的表现为一大（瞳孔散大）、二干（口干、皮肤干燥）、三红（面部潮红）、四快（心率加快）、五消失（肺部啰音消失）。阿托品化指征出现的先后顺序一般为：心率加快→瞳孔散大→皮肤干燥→肺部湿啰音减少或消失→体温上升→意识改变→颜面潮红。①心率：一般在90～130次/分，阿托品用量维持心率在此范围最为适宜。若心率超过130次/分提示过量，超过140次/分提示中毒。②体温：多波动在37～38℃范围内。超过38℃提示过量，超过39℃提示中毒。③瞳孔：直径在0.4～0.5cm，不再缩小，超过0.5cm提示过量或中毒。④腺体：分泌减少，皮肤干燥、灼热，颜面潮红，肺部啰音减少或消失。⑤血压：稳定。

（2）盐酸戊乙奎醚是具有选择作用的抗胆碱能药，对心率影响小，作用时间长。

（四）重度有机磷中毒

对于有机磷重度中毒患者应尽早行血液灌流治疗，血液透析或血液滤过治疗仅在合并肾功能不全或多器官功能衰竭等情况时进行。

（五）对症治疗

全身及脏器功能支持治疗为急性有机磷中毒救治的关键环节之一，维持和尽早恢复机体正常的生理功能为治疗的重点。

1. 氧疗　有机磷中毒可导致低氧血症和呼吸衰竭，因此建议中毒患者常规吸氧，中毒性脑病是高压氧治疗的指征。

2. 呼吸功能支持　呼吸衰竭为急性有机磷中毒常见的致死原因之一，无论是胆碱能危象还是中间综合征导致的呼吸衰竭，均应及时识别并予以呼吸功能支持，包括高级气道的建立及机械通气。

3. 营养支持　胃肠功能良好的患者应尽早进食，开始可为流食，病情好转后逐步过渡至正常饮食。

4. 防治感染　一般无须行抗感染治疗，若存在感染相关证据，应根据感染部位、轻重、病原菌情况合理行抗感染治疗。

5. 器官功能支持　急性有机磷中毒常合并肝功能、肾功能损害，部分患者可能会出现多器官功能衰竭。因此，在救治过程中应严密监测患者器官功能情况，同时予以对症治疗。

第4节　镇静催眠药中毒

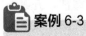 案例6-3

患者，女性，30岁，家属代述：1小时前自服地西泮（安定）100片。查体：T 36.4℃，BP 95/65mmHg，HR 70次/分，R 20次/分。嗜睡，双侧瞳孔等大等圆，直径为3mm，对光反射灵敏，双肺呼吸音清，未闻及湿啰音，腹部未见异常，四肢可见自主活动，病理征阴性。

问题：1.患者目前最可能的诊断是什么？

2.需要进一步做哪些检查？

镇静催眠药中毒是由于服用过量的镇静催眠药而导致的一系列中枢神经系统过度抑制病症。

镇静催眠药是临床广泛应用的一类中枢神经系统抑制药物。小剂量镇静，中剂量催眠、抗惊厥，大剂量则产生麻醉、昏迷乃至呼吸、心搏停止。镇静催眠药中毒表现为嗜睡、情绪不稳定、注意力不集中、记忆力减退、共济失调、发音含糊不清、走路不稳、眼球震颤、共济失调、呼吸抑制，甚至死亡。

一、发病机制

1. 苯二氮䓬类药物 能增强中枢抑制性递质γ-氨基丁酸与受体的亲和力，同时增加其神经传递功能和突触抑制效应。主要起镇静催眠、抗焦虑、抗惊厥和中枢性肌肉松弛作用。过量引起的急性中毒可导致昏睡、昏迷、呼吸抑制、心血管抑制等作用。

2. 巴比妥类药物 能抑制大脑皮质和脑干网状结构上行激活系统，使机体反射功能逐渐消失，大剂量能抑制延髓的呼吸中枢，导致呼吸衰竭，亦可抑制血管运动中枢，使周围血管扩张，血压降低，甚至休克。巴比妥类药物由肝代谢、肾排泄，可引起肝、肾功能损害。

3. 吩噻嗪类药物 主要是阻断多巴胺受体、α受体、M受体。作用于脑干网状结构上行激活系统、大脑边缘系统和下丘脑，减轻焦虑紧张、幻觉妄想等精神症状。大剂量可阻断纹状体多巴胺受体而引起锥体外系反应。可抑制呼吸和血管运动中枢，扩张血管，引起呼吸抑制、直立性低血压、休克。还可以造成心肌及肝细胞损害，出现心律失常。

4. 非巴比妥非苯二氮䓬类药物 同巴比妥类药物。

二、临床表现

（一）苯二氮䓬类和巴比妥类药物中毒

1. 轻度中毒 神志清楚或嗜睡，可唤醒，头晕，疲乏无力，注意力不集中，反应迟钝，言语不清，走路不稳，各种反射存在，生命体征正常。

2. 中度中毒 昏睡或者浅昏迷，用强刺激可唤醒，腱反射消失，角膜、咽反射存在，眼球震颤。呼吸减慢、血压仍正常。

3. 重度中毒 深度昏迷、瞳孔缩小、肌肉松弛、反射消失、低血压、休克、呼吸抑制甚至停止。

（二）吩噻嗪类药物中毒

常见症状为锥体外系反应，另外还有体温降低、烦躁不安、嗜睡、昏迷、大小便失禁、呼吸衰竭、低血压、休克、心律失常等。

（三）其他

1. 水合氯醛中毒 可有心律失常、肝肾损害、消化道出血等表现。

2. 格鲁米特中毒 意识障碍周期性出现，有抗胆碱能神经症状，可出现瞳孔扩大。

3. 三环抗抑郁药 可出现昏迷、惊厥、心律失常。肝功能受损，胆汁淤积性黄疸。

4. 新型抗抑郁药 氟西汀中毒可表现为嗜睡、意识模糊、心动过缓、轻度高血压，大剂量可出现昏迷和呼吸抑制。

三、辅助检查

1. 毒物检测 取患者血、尿或胃内容物检测药物浓度，对诊断、病情评估及治疗有帮助意义。

2. 血生化检测 血糖、尿素氮、肌酐、电解质测定。

3. 血气分析。

四、诊断及鉴别诊断

1. 用药史 催眠类药物应用史。

2. 临床表现　以中枢神经系统抑制为主的临床表现，如意识障碍、呼吸抑制、血压下降。

3. 毒物测定　血、尿、呕吐物、洗胃液的药物浓度测定。

4. 鉴别诊断　应除外其他药物中毒，低血糖，肝性脑病、尿毒症、脑血管意外等疾病所致昏迷。

五、急诊处理

（一）现场急救

1. 保持气道通畅　昏迷患者应取头侧位，给予气道保护，并及时吸净口腔内分泌物，防止舌后坠及误吸，必要时行气管插管、呼吸机辅助呼吸。给予充足的氧供，定时做血气分析监测，及时纠正低氧血症。

2. 维持血压　急性中毒出现低血压多由于血管扩张，应输液补充血容量，无效时给予血管活性药物，如去甲肾上腺素。

3. 心电监护　如出现心律失常，给予抗心律失常药。

4. 特效解毒疗法　氟马西尼是苯二氮䓬类药物拮抗剂，首剂0.3mg缓慢静脉注射，10分钟后可重复使用。但此药物半衰期短，为40～80分钟，所以会出现单次用药后清醒后再次昏迷的情况。可以反复应用，总量小于2mg。

5. 促进意识恢复　纳洛酮可以拮抗镇静催眠药物产生的意识障碍和呼吸抑制，每次0.4～0.8mg静脉注射，可根据情况隔15分钟重复1次。

（二）清除毒物

1. 洗胃　按急性中毒的救治原则，催吐、洗胃、导泻、利尿，以减少毒物的吸收。在服药后应尽早洗胃，在催吐或洗胃时，应防止呕吐物的吸入。

2. 加速毒物的排泄　强力利尿，碱化尿液，可明显提高苯巴比妥的经肾脏排泄率，但对吩噻嗪类药物无效。

3. 血液净化治疗　大量服药，病情危重者可行。对苯二氮䓬类、苯巴比妥和吩噻嗪类药物有效。可采取血液灌流和血液透析的方法。

（三）其他

1. 维持水、电解质平衡及营养支持　保持电解质平衡，鼓励胃肠功能良好的患者尽早进食。

2. 防治感染　一般无须行抗感染治疗，出现吸入性肺炎时可根据病原菌种类合理给予抗感染治疗。

3. 预防压疮　注意皮肤保护，预防压疮发生。

第5节　急性酒精中毒

案例 6-4

　　患者，女性，28岁，以"饮酒后昏迷5小时"入院。既往体健。查体：T 36.3℃，P 109次/分，R 14次/分，BP 82/41mmHg；神志不清，面色苍白，双肺呼吸音粗，可闻及啰音，心律齐，腹部查体无特殊；血气分析：pH 7.295，PaO_2 70mmHg，$PaCO_2$ 66.6mmHg（面罩给氧）；WBC $12×10^9$/L；X线胸片：双肺内中带弥漫性分布不规则的融合模糊阴影。

　　问题：1. 患者目前最可能的诊断是什么？

　　　　　2. 应立即为患者进行的紧急处理是什么？

　　急性酒精中毒是指由于短时间摄入大量酒精或含酒精饮料后出现的中枢神经系统功能紊乱状态，多表现为行为和意识异常，严重者损伤脏器功能，导致呼吸循环衰竭，进而危及生命。急性酒精中毒是急诊科常见的中毒之一。

一、发病机制

1. 酒精代谢 从口摄取的酒精80%以上由消化道迅速吸收，其中胃吸收30%，其余70%被小肠吸收。酒精的吸收率和清除率个体差异很大并取决于很多因素，如年龄、性别、营养状况、胃中现存食物、胃动力及是否长期酗酒等。吸收的酒精90%～98%在肝脏被氧化成二氧化碳和水，2%～10%由肺和肾排出。酒精吸收后在体内的代谢主要分为3步：在肝代谢酶系统中首先经乙醇脱氢酶转化为乙醛，再经乙醛脱氢酶催化氧化生成乙酸，最后代谢分解为二氧化碳和水。酒精成人致死剂量为250～500g。

2. 中毒机制 酒精可通过大脑屏障，抑制γ-氨基丁酸的中枢抑制作用，随着酒精浓度增高，皮质下中枢和小脑活动受累，逐步发展作用于网状结构，引起昏迷，最后使呼吸中枢受到抑制，发生呼吸衰竭。酒精在肝脏代谢，血中乳酸增高、酮体蓄积，导致代谢性酸中毒；抑制糖原的生成和糖异生，出现低血糖。

二、临床表现

1. 轻度中毒 仅有情绪、语言兴奋状态的神经系统表现，如语无伦次但不具备攻击行为，能行走，但有轻度运动不协调，嗜睡能被唤醒，简单对答基本正确，神经反射正常存在。

2. 中度中毒 表现包括：①处于昏睡或昏迷状态或5分＜GCS评分≤8分；②不能缓解的躁狂或攻击行为；③意识不清伴神经反射减弱的严重共济失调状态；④产生幻觉或惊厥发作；⑤血液生化检测有以下代谢紊乱的表现，如酸中毒、低血钾、低血糖；⑥在轻度中毒基础上并发脏器功能明显受损表现，如与酒精中毒有关的心律失常、心肌损伤或上消化道出血、胰腺炎等。

3. 重度中毒 具备下列之一者为重度酒精中毒。

（1）处于昏迷状态，GCS评分≤5分。

（2）出现微循环灌注不足表现，如面色苍白、皮肤湿冷、口唇发绀，心率加快，脉搏细弱或不能触及，血压代偿性升高或下降（低于90/60mmHg或收缩压较基础血压下降30mmHg以上）。

（3）出现代谢紊乱的严重表现，如酸中毒（pH≤7.2）、低血钾（血清钾≤2.5mmol/L）、低血糖（血糖≤2.5mmol/L）。

（4）出现重要脏器如心、肝、肾、肺等急性功能不全表现。

三、辅助检查

1. 酒精中毒应常规行血电解质检查、葡萄糖浓度检查、血气分析，有基础疾病或出现并发症者应进行针对性检查，如心电图。必要时行CT检查：①有头部外伤史但不能详述具体情节的昏迷患者；②饮酒后出现神经定位体征者；③饮酒量或酒精浓度与意识障碍不相符者；④经纳洛酮促醒等常规治疗2小时后意识状态无好转反而恶化者。

2. 血液或呼出气体酒精浓度测定。

四、诊断及鉴别诊断

1. 急性酒精中毒是一个排他性诊断。在诊断患者酒精中毒以前，应考虑低血糖、低氧血症、肝性脑病、药物过量等情况。

2. 急性酒精中毒后外伤常见，在确诊后应考虑到有隐蔽性头部创伤及伴随代谢紊乱的可能性。急性酒精中毒能使已有的基础疾病恶化如诱发急性冠脉综合征、出血或缺血性脑卒中等，并发贲门黏膜撕裂症、上消化道出血、心律失常、胰腺炎、横纹肌溶解综合征等，也可并发消化道穿孔。尽可能获得翔实的病史，系统、细致的查体和必要的辅助检查有利于减少漏诊、误诊。

五、急诊处理

院前急救注意事项：①在接到急性酒精中毒求救电话时，询问患者是否清醒、是否伴有呕吐；②如果发生呕吐，应指导在场人员改变患者体位，使头偏向一侧，清除口腔内容物，避免窒息。

现场救治和转运过程中应严密观察生命体征，将呼吸道通畅作为重点，维持呼吸循环功能，酒后交通事故者尽可能详细了解受伤史。

要密切观察患者的生命体征。对昏睡及昏迷患者要取侧卧位以防止呕吐误吸等并发症，并评估其气道和通气功能，必要时给予气管插管。维持有效的循环呼吸功能，必要时给予气管插管、机械通气，维持正常的血压、心率。维持水、电解质、酸碱平衡，纠正低血糖。要做好患者的安全防护，躁动或激越行为者必要时给予适当的保护性约束，注意保暖，防止受凉和中暑，使用床栏，防止意外发生。

1. 洗胃　酒精吸收迅速，故催吐、洗胃和活性炭不适用于单纯酒精中毒患者。洗胃仅限于以下情况之一者：①饮酒后2小时内无呕吐，评估病情可能恶化的昏迷患者；②同时存在或高度怀疑有其他药物或毒物中毒者；③已留置胃管特别是昏迷伴休克患者，胃管可试用于人工洗胃。洗胃液一般用1%碳酸氢钠溶液或温开水，洗胃液不可过多，每次量不超200ml，总量为2000～4000ml，胃内容物吸出干净即可，洗胃时注意气道保护，防止呕吐误吸。

2. 促醒药物　纳洛酮能特异性地拮抗内源性吗啡样物质介导的各种效应，解除酒精中毒的中枢抑制，缩短昏迷时间。建议中度中毒首剂用0.4～0.8mg静脉注射；必要时加量重复；重度中毒时则首剂用0.8～1.2mg静脉注射，用药后30分钟神志未恢复者可重复1次，或2mg加入5%葡萄糖或生理盐水500ml中，以0.4mg/h速度静脉滴注或微量泵注入。

3. 镇静剂应用　急性酒精中毒应慎重使用镇静剂，烦躁不安或过度兴奋特别是有攻击行为者可用地西泮，躁狂者首选第一代抗精神病药物如氟哌啶醇，第二代如奥氮平等也是可行选择，口服比静脉应用更安全。注意观察呼吸和血压，避免应用镇静剂。

4. 胃黏膜保护剂　胃黏膜 H_2 受体拮抗剂或质子泵抑制剂可常规应用于重度中毒特别是消化道症状明显的患者，质子泵抑制剂可能有更好的胃黏膜保护效果。

（关　键　李　巍）

第**7**章
常见理化与环境因素所致疾病

人们在自然、生活和生产环境中，随时可能遇到各种有害因素如物理、化学、生物致伤因素，造成机体不同程度的伤害。现场紧急救护和及时有效的正确处置对挽救患者的生命、改善患者预后至关重要。

第 1 节 电 击 伤

电击伤俗称触电，是指超过一定量的电流或电能量通过机体，引起组织器官损伤或功能障碍。临床表现主要为局部灼伤、肌肉痉挛、意识障碍，严重者出现心室颤动或心搏骤停。通常交流电比直流电更容易发生电击，高电压交流电的危险更大，还可引起电热灼伤，雷击（雷电损伤）属于高电压损伤，是高强度静电电击所致。

一、病因与发病机制

（一）病因

电击伤中以人体直接接触电源产生的损伤最多见，常见原因如下。

1. 缺乏安全用电知识 违反操作规程布线，自行检修带电线路，利用供电线路晒衣、挂物等。

2. 漏电 电源、电线年久失修，线路绝缘性能降低，发生漏电。

3. 自然灾害 雷电电击造成电击伤。

5. 意外电击 直接用手拖拉电击者或因电线折断下落接触人体等。

（二）发病机制

电击对人体的损伤程度与接触的电压高低、电流类型（直流电、交流电）、电流强度、频率高低、触电部位皮肤电阻、触电时间长短、电流在体内的途径和所处环境气象条件等密切相关。电击时，一定量的电流通过机体，使细胞膜除极，引起肌肉收缩，严重者引起心室颤动，甚至心搏、呼吸骤停；另外，电流能量可转化为热能，使被电击部位温度迅速升高，出现灼伤或炭化。肌肉、肌腱和脂肪被灼伤后，局部水肿，压迫血管，使小血管闭塞，引起远端组织缺血、坏死。以每秒$50\sim60Hz$低频交流电危害性最大，可引起肌肉持久收缩，并易落在心脏应激期，引起心室颤动。触电时间越长，损伤越严重。

二、临床表现

1. 全身表现 轻者出现面色苍白、头晕、惊恐、心悸、全身软弱乏力。重者出现抽搐、休克或心律失常，甚至心室颤动。高压电击特别是雷击时，发生意识丧失，呼吸、心搏骤停而死亡。幸存者遗留有定向力障碍和癫痫发作。大面积体表烧伤或组织损伤使体液丢失过多，可出现低血容量性休克。直接肾脏损伤或组织坏死可促发急性肾衰竭。

2. 局部表现 主要是进、出口和通电线路上的组织电灼伤，灼伤程度与电流的大小密切相关。低压电流灼伤部位多局限在浅层。高压电流灼伤可深达肌腱、肌肉甚至骨骼，面积也较大。

3. 并发症 电击后$24\sim48$小时常出现并发症和后遗症。大量组织的损伤和溶血可引起高钾血症。

低血压、液体及电解质紊乱可引起急性肾损伤。可出现失明、耳聋、周围神经病变、上升性或横断性脊髓病变和侧索硬化症，亦可发生肢体瘫或偏瘫。少数受高压电损伤者可出现胃肠道功能紊乱、胆囊局部坏死、胰腺灶性坏死、肝脏损害伴有凝血机制障碍甚至性格改变。

三、诊断及鉴别诊断

根据触电病史和现场情况，可作出诊断。应了解有无从高处坠落或被电击抛开的情况。注意颈髓损伤、骨折和内脏损伤的可能性。少数患者触电后，心搏和呼吸极其微弱，甚至暂时停止，处于假死状态，要认真鉴别，不可轻易放弃对触电者的抢救。

四、急诊处理

（一）现场急救

1. 脱离电源　确保现场救助者自身的安全，在第一时间切断电源，或用绝缘物使触电者与电源分离。

2. 心肺复苏　对心搏、呼吸骤停者立即行心肺复苏术。

（二）院内救治

对所有电击患者，应连续进行48小时心电监测，及时发现电击后迟发性心律失常。

1. 补液　对低血容量性休克和组织严重电烧伤患者，应迅速静脉补液，补液量较同等面积烧伤者要多。

2. 对症治疗　监测和防治高钾血症，纠正心律失常及心功能不全，防治脑水肿，治疗急性肾功能不全，维持酸碱平衡等。

3. 创面和烧伤综合处理　清除创面坏死组织，应用抗生素，预防创面感染。因深部组织的损伤、坏死，伤口应采取开放治疗。对于广泛组织烧伤、器官创伤和骨折者，应及时给予相应处置。

五、预　　防

1. 大力宣传安全用电常识，使群众掌握触电的预防和抢救措施。

2. 严格遵守用电操作规程。

3. 雷雨天气注意防雷击。

第2节　溺　　水

案例 7-1

学生李某，男性，16岁，某天下午放学后约同学张某一起到附近水库游泳。游了一段时间后，张某发现李某不见了，立即找人帮忙一起寻找，经过30分钟的搜救，将李某打捞上岸，发现李某意识不清、面色苍白、无呼吸和心搏。

问题： 李某溺水的发生机制可能是什么？

一、病因与发病机制

（一）病因

溺水是指人淹没于水中，引起换气功能障碍、反射性喉头痉挛而缺氧、窒息，造成血流动力学及血液生化改变的状态，严重者可导致呼吸、心搏骤停。

（二）发病机制

1. 干性溺水　人淹没于水中，因受强烈刺激（紧张、恐惧、骤然寒冷）而引起喉痉挛，导致呼吸道完全梗阻，造成窒息死亡。喉痉挛也可引起反射性心搏停止，或窒息导致心肌缺氧而引发心搏骤停。

2. 湿性溺水 溺水者主动呼吸，大量水分进入肺泡，损伤了肺泡上皮细胞，肺泡表面活性物质减少，肺泡塌陷造成肺不张，加速和加重了缺氧和二氧化碳潴留。由于吸入水的性质及渗透压不同，其溺水后的病理生理改变亦不同。

（1）淡水溺水 由于淡水渗透压低，淡水吸入呼吸道后可迅速经肺毛细血管进入血液循环中，使血容量剧增，引起肺水肿和心力衰竭。血液稀释，出现低钠、低氧和低蛋白血症，同时，低渗状态也可使红细胞破裂，大量钾离子和血红蛋白进入血液循环，引起高钾血症、肾衰竭。

（2）海水溺水 海水属高渗液体，若为海水溺水，大量海水进入气管及肺泡腔后，刺激肺泡壁，使得气-血屏障通透性增强，引发肺水肿。同时，血液浓缩，血容量减少。并伴有不同程度的血钠、血氯、血镁、血钙等增高。

二、临床表现

溺水最常见的表现是窒息导致的全身缺氧，可引起心搏、呼吸骤停，脑水肿；肺部吸入污水可引起肺部感染、肺损伤。随着病程演变将发生低氧血症、弥散性血管内凝血、急性肾损伤、多器官功能障碍综合征等，甚至死亡。如溺于污水池和化学物质贮存池等处，还会伴有相应的皮肤、黏膜损伤和全身中毒症状。

三、诊断与鉴别诊断

根据溺水的病史和临床表现即可诊断。须鉴别继发于其他疾病的溺水，主要通过详细了解既往史和辅助检查来判断。

四、急诊处理

（一）现场急救

决定溺水预后最重要的因素是缺氧的持续时间和程度，因此最重要的现场紧急治疗措施是迅速使患者脱离溺水环境，立即进行通气和供氧，包括清除口鼻内水、泥沙污物及分泌物，恢复呼吸道通畅，对心搏骤停或无呼吸者立即行心肺复苏术。

（二）院内救治

经现场抢救的溺水者应及时送至医院给予进一步评估和监护，采取综合措施进行治疗，特别是保护循环、呼吸和神经等功能。

1. 机械通气 对意识不清、呼吸急促、全身发绀、咳粉红色泡沫样痰、血压下降及血氧饱和度<85%的患者，应进行气管插管及机械通气。

2. 补充血容量，维持水、电解质和酸碱平衡 淡水溺水时，因血液稀释，应适当限制入水量，并适当补充氯化钠溶液、血浆和白蛋白；海水溺水时，由于大量体液渗入肺组织，血容量偏低，需及时补充液体，可应用葡萄糖溶液、低分子右旋糖酐、血浆，严格控制氯化钠溶液。注意纠正高钾血症及酸中毒。

3. 防治急性肺损伤 早期、短程、足量应用糖皮质激素类药物，防治溺水后的急性肺损伤或急性呼吸窘迫综合征。

4. 防治脑缺氧损伤、控制抽搐 应用甘露醇、甘油果糖、白蛋白、呋塞米、地塞米松或氢化可的松等治疗来减轻脑水肿、降低颅内压，并适当采取措施保持头部低温，保护中枢神经系统，以改善患者预后。

5. 复温 溺水后体温一般低于30℃，需要给溺水者复温。建议初始复温到34℃，然后经过24小时温和的低体温治疗后，再恢复到正常体温。

6. 对症治疗 应积极防治多器官功能障碍综合征及感染等。

五、预　防

1. 游泳或水上作业时，做好安全防护教育。

2. 游泳前不要饮酒或使用镇静剂。

3. 心脑血管疾病及有发作性疾病患者，尽量不要游泳。

第 3 节　中　暑

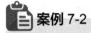 **案例 7-2**

　　患者，男性，26 岁，建筑工人，高温天气室外作业，工作中，自觉疲乏、头晕、心悸、口渴，随之晕倒在地，呼之不应，送来医院。入院查体：T 40℃，P 96 次 / 分，R 22 次 / 分，BP 100/60mmHg，神志模糊，颜面潮红，皮肤灼热，心、肺、腹未见明显异常，四肢肌力 3 级，肌张力正常，病理征阴性。辅助检查：WBC 9.81×10^9/L，Hb 113g/L，PLT 65×10^9/L。肾功能检查：尿素氮 23.8mmol/L，血肌酐 602μmol/L，尿酸 788μmol/L。

　　问题：1. 初步诊断是什么？

　　　　　2. 如何对该患者进行救治？

　　中暑是指在高温环境下或经烈日暴晒等引起体温调节功能紊乱所致的体热平衡失调、水电解质代谢紊乱或脑细胞受损而致的一组急性临床综合征。临床上分为先兆中暑、轻症中暑和重症中暑，重症中暑可分为热痉挛、热衰竭和热射病。

一、病因与发病机制

（一）病因

1. 环境因素　在高温、高湿、高辐射环境下工作，如炼钢、炼焦、铸造、陶瓷、建筑等。

2. 机体热量产生增加　劳动强度大、时间长、无防暑降温措施等。

（二）发病机制

　　正常人体温度恒定在37℃左右，主要是在下丘脑体温调节中枢的控制下，产热与散热保持动态平衡来完成的。人体的产热主要是在体力劳动、运动、寒战时肌肉收缩过程中，体内的糖、脂肪分解而产生。人体的散热主要是靠皮肤来完成的，其次肺的通气也可带走一定的热量。人体的散热方式有辐射、蒸发、对流及传导4种方式，以辐射散热为主。当周围环境温度升高超过体温时，或机体产热大于散热或散热受阻时，机体通过一系列调节，仍不能使体内的热量散发出去，热量在体内蓄积，引起组织损害和器官功能障碍，可导致中暑。

二、临床表现

　　根据临床表现的轻重程度可分为以下3种。

1. 先兆中暑　出现口渴、乏力、多汗、头晕、目眩、耳鸣、头痛、恶心、胸闷、心悸、注意力不集中等表现，体温可正常或略高。

2. 轻症中暑　早期循环功能紊乱，包括面色潮红、苍白、烦躁不安、表情淡漠、恶心呕吐、大汗淋漓、皮肤湿冷、脉搏细速、血压偏低、心率加快、体温轻度升高。

3. 重症中暑　痉挛、惊厥、昏迷等神经系统表现，或高热、休克等。可分为以下3型。

　　（1）热痉挛　高温环境下，患者大量出汗，丢失盐分过多，引起四肢骨骼肌痉挛性疼痛。多见于健康青壮年往往已能适应高温环境者，常在强体力劳动、大量出汗后发病。肌肉痉挛好发于活动较多的四肢和腹部，以腓肠肌最多见，呈对称性，可自行缓解。体温一般正常。

（2）热衰竭　见于大量出汗及皮肤毛细血管扩张者，引起血容量不足、周围循环障碍。起病较急，先出现头晕、头痛，可突然晕倒。患者面色苍白、大汗淋漓、脉搏细速、血压下降，有时还会出现抽搐，若处理不及时，患者很快会出现循环衰竭。体温正常或略高，一般不超过40℃。常见于老年人、儿童和慢性病患者。

（3）热射病　长时间在高温环境下，体内热量蓄积过多，机体出现全身无力、头晕、恶心呕吐、动作不协调，甚至出现晕厥。典型症状为高热，体温可达40℃以上，颜面潮红、皮肤灼热、无汗；呼吸快而弱，脉搏增快，脉压增大，患者出现神志模糊、嗜睡、谵妄、惊厥甚至昏迷；瞳孔缩小（晚期扩大），对光反射迟钝或消失；严重者可出现脑水肿、心力衰竭、肺水肿、肾衰竭、休克、代谢性酸中毒、弥散性血管内凝血等严重并发症而迅速死亡。

三、诊断与鉴别诊断

根据在高温、高湿环境下发病，结合典型的临床表现，一般诊断并不困难。其中热射病应与脑型疟疾、脑膜炎、中毒性痢疾等发热性疾病引起的高热相鉴别；若出现昏迷，应与急性脑血管病相鉴别，CT扫描有助于鉴别。

四、急诊处理

（一）先兆中暑及轻症中暑

立即将患者脱离高温环境，转移到阴凉通风处休息。补充水分或含盐饮料。有循环衰竭者，应静脉补给生理盐水、葡萄糖溶液和氯化钾。一般经治疗后患者30分钟到数小时内即可恢复。

（二）重症中暑

1. 热痉挛　主要为补充氯化钠，静脉滴注5%葡萄糖盐水或生理盐水1000～2000ml。

2. 热衰竭　及时补足血容量，防止血压下降。可用5%葡萄糖盐水或生理盐水静脉滴注，适当补充血浆。必要时监测中心静脉压指导补液。

3. 热射病

（1）降温　快速降温是治疗的首要措施，病死率与体温过高及持续时间密切相关。降温目标：使核心体温在40分钟内迅速降至39℃以下，2小时降至38.5℃以下。达到正常体温时应停止降温，避免体温过低，降温方法如下。①体外降温：头部降温可采用冰帽或电子冰帽，或用装满冰块的塑料袋紧贴两侧颈动脉处及双侧腹股沟区。全身降温可使用冰毯，或用冰水擦拭皮肤；②体内降温：用4℃盐水200ml灌胃、直肠灌洗或用4℃的5%葡萄糖盐水1000～2000ml静脉滴注，开始时滴速控制在30～40滴/分。

（2）液体复苏　①首选晶体液，如生理盐水、葡萄糖注射液、林格液，输液速度依照尿量保持在200～300ml/h为宜；②第1个24小时输液总量可达6～10L，动态监测血压、脉搏和尿量，调整输液速度；③利尿：充分补液扩容后，如尿量仍不达标，可给予呋塞米10～20mg静脉注射，可根据尿量追加剂量。监测电解质，及时补钾；④碱化尿液：补充碳酸氢钠，使尿pH＞6.5。

（3）对症治疗　保持患者呼吸道通畅，吸氧；肾上腺皮质激素对高温引起的应激反应和组织损伤有保护作用，对防治脑水肿、肺水肿有一定效果，通常应用甲泼尼龙或地塞米松纠正水、电解质紊乱和酸碱失衡；抗休克，使用血管活性药物；控制心力衰竭，防治肾损伤、脑水肿；DIC治疗；预防感染。

五、预　　防

1. 在高温、高湿环境下，需适当饮用防暑饮料或淡盐水。

2.加强防暑措施，改善劳动条件，生产过程机械化、自动化，减轻体力劳动。

3.加强个人防护，预防中暑。

第4节　动物咬伤

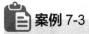 **案例 7-3**

　　患者，男，8岁，在玩耍过程中，遇见一只流浪犬。流浪犬将孩子扑倒在地，进行撕咬。孩子获救后，左小腿外侧有出血，遂将其送往医院。

　　问题：1.如何对该患者进行救治？

　　　　　2.犬咬伤常见的并发症是什么？

　　动物能够利用其牙、爪、角、刺等致人受伤，有咬伤、蜇伤和其他损伤（包括中毒、继发感染、过敏、传染病等）。咬伤除被咬部位组织发生撕裂伤外，还会由于动物体液内存在的多种细菌或病毒引起伤口处各类特异性或非特异性感染。

一、临床特点

　　1.局部症状　局部有利牙撕咬形成的牙痕和伤口，周围组织水肿，皮下出血、血肿，局部疼痛。部分患者在8～24小时后出现伤口感染表现，伤口疼痛加剧，周围渐出现红肿、脓性分泌物，分泌物可有异常气味。

　　2.全身症状　一般较轻，如伤口感染严重可出现淋巴管炎、头痛、头晕、发热等症状，甚至脓毒症、化脓性关节炎、骨髓炎等并发症。

　　3.狂犬病表现　潜伏期长短不一，一般为20～90天，与年龄、伤口部位、伤口深浅、入侵病毒的数量和毒力等因素相关。典型临床经过分为3期。①前驱期：可持续1天到1周，常出现伤口的麻、痒，还有全身症状，如低热、恶心、呕吐、头痛、肌痛、咽喉痛、流涕、乏力等。②急性神经症状期：80%表现为狂躁型，表现为烦躁不安、恐慌、恐水、意识改变、易激怒、过度兴奋；20%表现为麻痹型，开始仅表现为四肢无力、发热，继而出现肢体软弱、腹胀、共济失调、肌肉瘫痪、大小便失禁等。③麻痹期：此时痉挛停止，患者渐趋安静，出现弛缓性瘫痪，尤以肢体软瘫最为多见，随着病情发展出现呼吸微弱、脉搏细速、血压下降、反射消失、瞳孔散大而进入昏迷状态。死因通常为咽肌痉挛导致的窒息或呼吸循环衰竭，由于狂犬病无特效药物，病死率极高。

　　4.破伤风　潜伏期常为6～10天，患者最初的表现为牙关紧闭，然后为苦笑面容，进而逐步出现颈项强直和角弓反张的全身肌肉痉挛。

二、急诊处理

　　动物咬伤、抓伤、舔舐，以及唾液污染的伤口，均需按狂犬咬伤处理，其伤口处理是关键。

　　1.伤口处理　从近心端向伤口处挤压出血，促进带毒液体排出。彻底冲洗伤口，用20%的肥皂水（或者其他弱碱性清洁剂）和一定压力的流动清水交替彻底清洗、冲洗所有咬伤和抓伤处至少15分钟，然后用生理盐水将伤口洗净，最后用无菌脱脂棉将伤口处残留液吸尽，避免在伤口处残留肥皂水或者清洁剂。冲洗较深伤口时，应在伤口深部进行全面彻底的灌注清洗。

　　冲洗后清除坏死及失活组织，用75%乙醇溶液、2%～3%碘酊涂擦伤口，伤口暴露于空气中；确实需要缝合，应先用抗狂犬病血清或狂犬病患者免疫球蛋白做伤口周围的浸润注射，数小时后（不少于2小时）再行缝合和包扎。就诊时如伤口已结痂或者愈合则不主张进行伤口处理。

　　2.免疫预防　免疫球蛋白的被动免疫和疫苗的主动免疫（表7-1）。

3. 抗感染治疗 伤口较深、污染严重的患者应注射破伤风毒素，预防性使用抗生素。

<table>
<caption>表7-1 狂犬病暴露分级及处置原则</caption>
<thead>
<tr><th>暴露类型</th><th>接触方式</th><th>暴露程度</th><th>暴露后免疫预防处理</th></tr>
</thead>
<tbody>
<tr>
<td>Ⅰ</td>
<td>符合以下情况之一者：
1. 接触或喂养动物
2. 完整皮肤被舔舐
3. 完好的皮肤接触狂犬病动物或患狂犬病病例的分泌物或排泄物</td>
<td>无</td>
<td>确认接触方式可靠则不需处置</td>
</tr>
<tr>
<td>Ⅱ</td>
<td>符合以下情况之一者：
1. 裸露的皮肤被轻咬
2. 无出血的轻微抓伤或擦伤</td>
<td>轻度</td>
<td>1. 处理伤口
2. 注射狂犬病疫苗</td>
</tr>
<tr>
<td>Ⅲ</td>
<td>符合以下情况之一者：
1. 单处或多处贯穿皮肤的咬伤或抓伤
2. 破损的皮肤被舔舐
3. 开放性伤口或黏膜被污染（如被舔舐）
4. 暴露于蝙蝠</td>
<td>重度</td>
<td>1. 处理伤口
2. 注射狂犬病被动免疫制剂（抗狂犬病血清或狂犬病患者免疫球蛋白）
3. 注射狂犬病疫苗</td>
</tr>
</tbody>
</table>

接种程序：①5针法程序：第0、3、7、14和28天各接种1剂，共5剂；②"2-1-1"程序：第0天接种2剂（左右上臂三角肌各接种1剂），第7天和第21天各接种1剂，共接种4剂（只适合我国已批准可使用此程序的狂犬病疫苗产品）。接种途径和部位为肌内注射，2岁及以上儿童和成人在上臂三角肌注射，2岁以下儿童在大腿前外侧肌注射

（胡 娜 赵 丽）

第**8**章
创伤急症

第1节 概　　述

一、概念、病因和分类

创伤是指机械性致伤因素作用于人体，造成个体组织结构完整性破坏和功能障碍的有害事件。

致伤因素主要有5种物理形式：机械能、化学能、热能、放射能和电能。这些因素作用于人体，超过组织的承受能力即可造成人体创伤。

创伤的分类是为了尽快对伤员作出正确的诊断，以便伤员得到及时有效的救治，提高救治工作的有效性和时效性。常用的分类方法有以下几种。

（一）按受伤部位、组织器官分类

按人体创伤部位分为颅脑伤、颌面伤、胸（背）部伤、腹（腰）部伤、骨盆伤、脊柱和四肢创伤等。胸部创伤易引起患者肺部通气和换气障碍，同时心脏和大血管破裂出血易引起患者休克死亡；腹部创伤的实质脏器破裂出血同样易引起低血容量性休克，空腔脏器破裂引起化学性腹膜炎也是危重情况；颅脑损伤要监控颅内压的变化，预防脑疝；脊柱创伤会引起脊髓创伤，同时并发神经源性休克和致残；四肢骨折，如骨盆骨折和股骨干骨折易造成大出血，严重者可引起低血容量性休克。

（二）按伤后皮肤或黏膜完整性分类

皮肤或黏膜尚保持完整无缺者称闭合性创伤，如挫伤、挤压伤、扭伤、震荡伤、关节脱位和半脱位、闭合性骨折和闭合性内脏伤等。有皮肤或黏膜破损者称开放性创伤，如擦伤、撕裂伤、切割伤、砍伤和刺伤等。在开放伤中，又可根据伤道类型再分为贯通伤（既有入口又有出口者）和非贯通伤（只有入口没有出口者）。一般而言，开放伤易继发伤口感染，但某些闭合伤如肠破裂等也可造成严重的感染。

（三）按致伤原因与创伤病理分类

致伤原因与创伤病理改变密切相关，故常按此分类。

1. 挫伤　皮肤或黏膜完整，但皮下有较多的软组织或肌肉挫伤坏死，小血管破裂，创伤处可见皮下出血点或瘀斑等。

2. 扭伤　为肢体失去平衡，关节部位的某一侧受到过大的牵张暴力所致。关节可能发生一时性半脱位，周围的韧带、肌腱或肌肉撕裂，较重的扭伤还可伴有关节软骨创伤、骨片撕脱等。伤后关节疼痛、关节周围红肿瘀斑、关节活动功能障碍。

3. 挤压伤　为机体软组织受到双向力的同时作用所造成的严重创伤。致伤物与机体接触面积大、力量强、时间长，解除挤压后皮下当即出现广泛的出血、血栓形成、组织坏死及严重的炎症反应。严

重者易出现低血容量性休克、高钾血症和急性肾衰竭，从而危及生命。

4. 撞击伤 既可以是运动物体撞击人体的加速创伤，也可以是运动的人体撞击相对静止的物体引起的减速性创伤。

5. 擦伤 为致伤物与受伤部位表面发生切线运动所致。伤处表皮细胞剥脱，创面有少量血液成分渗出，伴轻度炎症反应。

6. 切割伤 为锐利物品切割组织所致。切口边缘整齐，污染相对较轻，但是易造成下方神经、肌腱和血管的断裂。

7. 裂伤 为钝器或较厚重的刃器撞击所致。伤口边缘比较粗糙，不整齐，周围软组织挫伤坏死严重，伤后炎症反应较明显。

8. 刺伤 为尖锐而细长的致伤物穿入组织所致。伤口直径小而深，刺伤深度和方向需要判断，深处可能伤及多层组织或内脏器官。伤口容易并发感染，尤其是厌氧菌感染。

9. 撕脱伤 因人体某部位被运转的物体牵拉撕扯所致，为开放性创伤，伤口多呈瓣状，甚至皮肤成片撕脱，也可能造成韧带或肌肉的撕脱。创面往往污染严重，组织挫伤坏死严重。

10. 高坠伤 为高空坠落时人体加速运动，碰撞静止的物体所致。创伤的严重程度取决于患者坠落的高度、受撞击的解剖部位、坠落后被撞击物的特征。

11. 枪弹伤 按枪弹出入口情况和致伤形态可分为3种。①贯通伤：既有入口又有出口；②非贯通伤：仅有入口而无出口；③切线伤：沿体表切线方向通过，伤道呈沟槽状。

12. 爆震伤 爆炸引起的钝性和锐性创伤。

二、临床表现

（一）局部表现

1. 疼痛 与受伤部位的神经分布、创伤的严重程度、炎症反应的强弱等因素有关。伤处活动时疼痛加剧，制动后可减轻。一般的创伤，疼痛可在2～3天缓解，疼痛持续或加重表示可能并发感染。

2. 肿胀 因受伤后其组织内张力增高阻碍静脉回流，可导致受伤部位远端肢体发生肿胀，可伴有发红、发绀、触痛，甚至影响动脉血流而导致远端肢体缺血。

3. 功能障碍 骨折或脱位的肢体不能正常活动，胸部创伤后发生气胸导致呼吸失常。

4. 伤口或创面 为开放性创伤共有表现。要注意其形状、大小和深度，伤口或创面内还可能有泥沙、木刺、弹片等异物存留。

（二）全身表现

创伤后一般会出现体温增高，为创伤区域血液成分及其他组织成分的分解产物吸收所引起，常在38℃左右。若体温过高一般为并发感染所致。伤后儿茶酚胺释放增多，可使心率和脉搏加快，周围血管收缩，舒张压上升，收缩压可接近正常或稍高，脉压缩小。但如发生大出血或休克，则因心排血量明显减少，导致血压降低、脉搏细弱。

三、诊 断

1. 病史 受伤的原因、时间、部位、伤时姿势、症状、处理经过及既往健康情况等。

2. 查体 既要全面又要重点突出。首先检查是否有需要紧急处理的情况，如心搏骤停、窒息、大出血和气胸等，再检查其他部位。注意区分病情轻重。

3. 辅助检查 常用的有体腔穿刺，血常规、尿常规、粪便常规，X线、超声或CT检查，应针对性地选择检查项目。

四、急救处理

（一）院前急救

院前急救的目的是挽救生命和稳定伤情。处理复杂伤情时，应优先解除危及患者生命的情况，然后再进行后续处理以稳定伤情，为转送和后续确定性治疗创造条件。常用的急救技术主要有复苏、通气、止血和包扎、固定、搬运等。

1. 复苏　心搏呼吸骤停时，应立即行胸外心脏按压和口对口人工呼吸；有条件时用呼吸面罩及手法加压给氧或气管插管连接呼吸机进行呼吸支持；如心电监护提示为可除颤心律则给予电除颤，情况紧急时可行开胸心脏按压并兼顾脑复苏。

2. 通气　呼吸道发生阻塞可在很短时间内使患者窒息死亡，故抢救时必须争分夺秒地识别和解除气道阻塞，维持呼吸道的通畅。根据患者受伤史、受伤部位、面色及口唇黏膜颜色，有无呼吸困难、痰鸣音或呼吸急促等症状作出是否存在呼吸道阻塞的判断。常用解除气道阻塞的方法有用手指取出异物、抬起下颌开放气道及气管插管、环甲膜穿刺或切开或气管切开等建立人工气道。

造成呼吸道阻塞的原因主要有：①颌面或颈部损伤后，血液、血凝块、骨碎片、软组织块、呕吐物和分泌物及异物等阻塞气道；颈部血管损伤形成血肿压迫气管；气管直接受损等。②严重颅脑损伤导致患者深昏迷，下颌及舌根后坠，口腔分泌物和呕吐物堵塞气道。③吸入性损伤时喉及气道黏膜水肿。④肺部爆震伤造成的肺出血或气管损伤。

3. 止血和包扎　大出血可使伤员迅速陷入休克甚至死亡，须及时止血。判断出血的性质有助于对出血的处理。动脉出血呈鲜红色，速度快，呈间歇性喷射状；静脉出血多为暗红色，持续涌出；毛细血管损伤多为渗血，呈鲜红色，自伤口缓慢流出。

4. 固定　骨关节损伤时必须固定制动，以减轻疼痛，避免骨折端损伤血管和神经，并有利于防治休克和搬运后送医。较严重的软组织损伤，也应局部固定制动。固定前应尽可能牵引伤肢和矫正畸形，然后将伤肢放在适当位置，固定于夹板或其他支持物上（可就地取材如用木板、竹竿、树枝等）。固定范围一般应包括骨折处远端和近端的两个关节，既要牢靠不移，又不可过紧。急救中如缺乏固定材料，可行自体固定法，如将上肢固定于胸廓上，受伤的下肢固定于健肢上。伤口出血者，应先止血并包扎，然后再固定。开放性骨折固定时，外露的骨折端不要还纳伤口内，以免造成污染扩散。固定的夹板不可与皮肤直接接触，须垫以衬物，尤其是夹板两端、骨突出部和悬空部位，以防止组织受压损伤。另外，急救时的固定多为临时固定，在到达救治机构经处理后，应及时行治疗性固定。

5. 搬运　伤员经过初步处理后，需从现场送到医院行进一步检查和治疗。正确的搬运可减少伤员痛苦，避免继发损伤。搬运方式多采用担架或徒手搬运。对骨折伤员，特别是脊柱损伤者，搬运时必须保持伤处稳定，切勿弯曲或扭动，以免加重损伤。搬运昏迷伤员时，应将头偏向一侧，或采用半卧位或侧卧位以保持呼吸道通畅。

（二）院内救治

伤员经现场急救被送到医院后，应对其伤情进行判断、分类，然后采取针对性的措施进行救治。主要包括判断伤情、呼吸支持、循环支持、镇静镇痛和心理治疗、防治感染、病情观察及支持治疗等。

（三）急救程序

在创伤的急救过程中，遵循一定的程序，可提高工作效率，防止漏诊。其基本原则是先救命，后治伤。可分为5个步骤进行：①测量呼吸、血压、心率、意识和瞳孔对光反射等生命体征，检查受伤部位，迅速评估伤情；②对生命体征的重要改变迅速采取应对措施，如心肺复苏、抗休克及外伤出血的紧急止血等；③重点询问受伤史，分析受伤情况，仔细进行体格检查；④实施各种诊断性穿刺或安排必要的辅助检查；⑤若有必要，可行手术等。

第2节 常见创伤的救治

一、颅脑损伤

案例8-1

患者，男性，50岁。5小时前因车祸致伤头部，伤时左额颞部着力，未见明显伤口。伤后神志不清，小便失禁，无自主运动。为求诊治来急诊。

体格检查：体温36.8℃，脉搏120次/分，血压90/70mmHg，呼吸24次/分。处于深昏迷状态，GCS评分6分。左瞳孔6.0mm，对光反射无，右瞳孔3.0mm，对光反射。四肢肌张力增高。

辅助检查：颅脑CT示左额颞叶点片状高密度影，周边见不规则形低密度区。左额颞部见新月形高密度影，40ml。同侧脑室受压变形，中线右移＞1.5mm。

问题：1. 如果你是护士，你将如何对患者进行评估？

2. 应首先对患者采取什么急救措施？

（一）概述

颅脑损伤是复合性外伤者致残和死亡的主要原因。急救人员在处理颅脑损伤者时，应考虑到合并颈椎及脊柱创伤的情况，初期要限制脊柱运动。

（二）病理生理

1. 原发性及继发性颅脑损伤 原发性颅脑损伤是指受伤即刻发生的直接创伤，创伤的结果不可逆。原发性颅脑损伤可以通过一些措施预防，如开车时系安全带和工作中戴头盔等。继发性颅脑损伤是由于脑缺氧或脑灌注不足导致的脑创伤，主要是由原发性颅脑损伤后脑水肿等原因引起颅内高压，从而造成脑部灌注不足，进一步加重脑水肿，最后引起脑组织缺氧坏死。

2. 颅内压升高和库欣反应 颅脑及内容物产生的压力称为颅内压，正常情况下较低，当颅内压高于15mmHg时较为危险，当超过25mmHg时可出现脑疝。

当脑水肿或颅内出血时，引起颅内压升高及脑灌注压下降，最终可导致脑细胞缺氧坏死。颅内压增高后，全身动脉收缩压升高代偿性增加脑供血，收缩压升高后机体通过减慢心率来降低血压，这种病理生理学变化被称为脑缺血反应（库欣反应）。

3. 脑疝 颅脑损伤常引起脑水肿，颅内压急剧升高，脑组织受压移位形成脑疝。最为常见的为小脑幕裂孔疝。脑疝典型表现为意识水平不断下降至昏迷、瞳孔扩大、对侧肢体偏瘫或去大脑强直。脑疝发生早期，伤者血压升高、心率减慢，随后生命体征消失，伤者死亡。

（三）颅脑损伤的评估

1. 初步评估 现场评估可以对创伤机制进行预判，直接询问病史，可以针对是否有脑部创伤给出初步预判；初步检查中注意意识水平的评估和变化，保持呼吸道畅通和维持呼吸；在保持呼吸道通畅及维持循环系统稳定的同时，应限制颈椎的活动。

2. 快速创伤检查

（1）头　有无血肿、裂伤或开放性颅骨骨折，如骨折稳定性出血可以压迫止血；有无鼻或耳出血、鼻腔或外耳道流出澄清或血性液体、耳后淤血斑（Battle征）、眶周淤肿（熊猫眼征）等。熊猫眼征是经鼻胃管或者经鼻气管插管的禁忌证，因为导管可能从破裂的筛板进入颅腔。

（2）瞳孔　双侧瞳孔是否对称，是否散大，对光反射是否消失。双侧瞳孔散大和对光反射消失提示伤者可能存在脑干创伤且预后差。如果双侧瞳孔散大和对光反射存在，提示颅脑损伤可逆，应及时转运伤者去有条件的医院救治。单侧瞳孔散大和对光反射存在，提示颅内高压。

（3）肢体评估　评估肢体感觉及运动功能。伤者能否感知检查者触碰肢体，伤者的肢体能否活动。如果昏迷，则评估其对疼痛刺激的反应。可见以下2种体位变化：去皮质强直表现为上肢屈曲、下肢伸直；去大脑强直表现为四肢伸直。这两种体位变化提示大脑半球深部或脑干上部创伤。去大脑强直提示脑疝，是过度通气治疗的指征。弛缓性瘫痪提示脊髓创伤。

（4）神经系统功能检查　使用格拉斯哥昏迷评分量表（GCS）进行评分，如果患者GCS评分低于8分，提示颅脑创伤严重。

（5）生命体征　在进行神经系统评估时，应有其他检查者同时进行生命体征评估。颅脑损伤与休克的生命体征变化需要进行鉴别，见表8-1。

表8-1　休克和颅脑损伤在生命体征上的鉴别

鉴别点	休克	颅脑损伤
意识水平	降低	降低
呼吸	增加	不规则但是经常降低
脉搏	增加	降低
血压	降低	增加
脉压	变小	变大

3. 进一步评估　意识状态改变的颅脑损伤者应紧急转运至医院，并在转运途中进行进一步评估。

4. 持续评估　每次进行持续评估时应及时记录意识水平、瞳孔大小及对光反射、GCS评分、肢体运动和感觉障碍的变化，这些记录是动态评估颅脑损伤进展和变化的基线。

（四）颅脑损伤的急救处理

1. 处理原则　①保持呼吸道通畅、提供充足的氧气。维持动脉血氧饱和度不低于90%，最佳状态为95%，确保呼吸频率为每6～8秒呼吸1次。②将伤者固定在脊柱固定板上，严格限制颈部或头部活动。情绪焦虑易怒的伤者不耐受绑缚及通气设备，可酌情给予镇静。③详细记录生命体征、意识水平、瞳孔（大小和对光反射）、GCS评分和肢体障碍的变化情况，在转运途中应每5分钟记录一次。④开通两条大管径静脉输液通路。⑤如果出现脑疝，可进行过度通气。

2. 颜面部创伤　颜面部软组织血供丰富，创伤既可以出现擦伤或挫裂伤等轻伤，也可能出现致命伤，如合并呼吸道创伤或失血性休克可危及生命。大多数采用压迫止血法止血（图8-1）。还可通过指压动脉止血法进行头面部止血，但需要熟练掌握局部解剖结构，如压迫颞浅动脉适用于顶部及颞部的活动性出血（图8-2），而压迫面动脉适用于面部的出血（图8-3）。所有的压迫止血均不适用于搬运过程中的持续止血。下颜面部鼻骨骨折常见，但不引起大出血。面部合并颌部骨折也常见，此种情况下如出现呼吸道水肿或出血较为危险。眼部创伤一般不会导致生命危险，但可能致残，在现场可以先用大量生理盐水冲洗，然后选用合适的材料覆盖保护，注意确保眼球不受压。

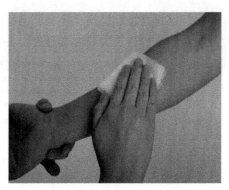
图8-1 压迫止血法

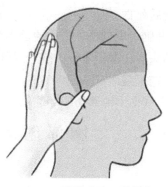
图8-2 颞浅动脉及其供血

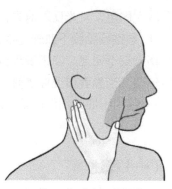
图8-3 面动脉及其供血

3. 头皮创伤 根据创伤程度分为头皮血肿、头皮裂伤和头皮撕脱伤。头皮血肿按血肿的位置可分为皮下血肿、帽状腱膜下血肿和骨膜下血肿3种。巨大的血肿可局部适当加压包扎,一般不采用穿刺抽吸血肿。头皮裂伤及早进行清创术,其清创缝合的时限可放宽至24小时。头皮撕脱伤应在压迫止血、建立静脉通道、快速补液防治休克的同时,转入神经外科行进一步处理。对于头部外伤,推荐使用三角巾进行帽式包扎。首先将三角巾平铺,底边向内折叠3cm,无菌辅料覆盖于伤处,折叠好的三角巾以底边置于患者额部眉上,顶角向患者枕部拉平,三角巾两边向后拉至枕部交叉后,再向前拉回额部交叉打结,三角巾底角向下平拉后,再向上折叠置于交叉的两边内(图8-4)。

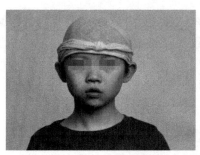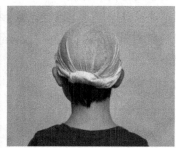
图8-4 三角巾帽式包扎法

4. 颅骨骨折 按骨折部位分为颅盖骨骨折与颅底骨骨折;按骨折形态分为线形骨折与凹陷性骨折;按骨折与外界是否相通,分为开放性骨折与闭合性骨折。线形颅骨骨折多不需急诊处理,凹陷性颅骨骨折有颅内压增高表现者,给予20%甘露醇或加呋塞米降颅压,同时转入神经外科考虑手术。颅底骨折合并脑脊液鼻漏、耳漏时不可堵塞或冲洗,不可做腰穿。可以取头高位卧床休息,避免用力咳嗽、打喷嚏和擤鼻涕,并给予抗生素。如超过1个月仍未停止漏液,可考虑行手术。

5. 脑震荡 无肉眼可见的颅脑损伤,其特点为伤后即刻发生的短暂意识障碍和近事遗忘。典型脑震荡患者在伤后即刻出现短暂的意识丧失,时间长短不等,持续数秒至数分钟,一般不超过半小时。意识恢复后,对受伤当时和伤前近期的情况不能记忆,即逆行性健忘。

6. 脑挫伤 脑挫伤者出现较长时间的意识丧失或严重意识水平改变(意识障碍、持续性失忆和异常行为)。脑水肿会加重创伤,伤者可出现局灶性神经功能缺损症状(肢体无力、失语)或貌似脑卒中症状。由于创伤特殊部位,伤者可出现性格改变,如突然发脾气或暴躁等。

7. 蛛网膜下腔出血 蛛网膜下腔出血可能加重脑水肿,引起脑膜刺激征,如剧烈的头痛及呕吐。

8. 脑缺氧性创伤 缺氧引起的严重脑创伤。脑血管痉挛导致脑皮质缺氧,脑组织缺氧时间达4~6分钟,出现不可逆的损伤。

9. 急性硬脑膜外血肿 常见于脑膜中动脉破裂。颞骨或顶骨线形骨折易引起脑膜中动脉创伤。表现为有中间清醒期的意识障碍,急进性高颅压表现,易造成小脑幕裂孔疝,造成对侧肢体偏瘫,伤侧瞳孔散大固定，对光反射消失，随后死亡。

10. 急性硬脑膜下血肿 常合并脑组织创伤，出血原因多为静脉源性，颅内压升高相对缓慢，症状在受伤早期不明显。临床表现包括头痛、意识水平改变、局灶性神经系统功能缺损。因有脑组织创伤，预后较差。当患者出现昏迷时，死亡率高达60%～90%。

11. 脑内出血 创伤性脑内出血常见于钝器伤或穿透伤，手术常不能改善预后。临床类似脑卒中。

二、胸部创伤

（一）概述

胸廓能保护胸部的重要器官，如肺、心、大血管、脊髓、肝、脾、胃、胰腺、肾和横结肠等，这些脏器的创伤可能造成伤者早期死亡，如果胸部创伤的伤者能够得到早期诊断和快速的急救处理，大部分伤者可以存活。胸部外伤的常见原因有交通事故、高坠伤、锐器伤、挤压伤。面对胸部创伤者时，必须尽快评估威胁生命的伤情（否则易导致低氧和缺血），立即进行挽救生命的急救，并尽快转运到有救治条件的急救中心。

（二）病理生理

胸部的钝性伤常为急剧的减速、剪切力和挤压创伤所致。一般主动脉、肺脏、肋骨可能在钝性暴力中产生创伤，心脏和食管创伤以隐匿形式存在，发生概率相对较小；相反，穿透伤更难以预测，单纯从体表检查很难判断创伤方向和深度。

胸部创伤的严重后果：①气道阻塞引起的组织供氧不足。②失血造成低血容量性休克。③肺实质受损造成的通气血流比例失调。④张力性气胸导致呼吸和循环功能损害。⑤严重心肌创伤或心脏压塞造成的泵血功能衰竭。

（三）胸部创伤的急救处理

1. 症状 呼吸困难和胸痛。

2. 体征

（1）视诊 胸壁的瘀伤、开放性伤口、皮下气肿；颈静脉怒张、气管位置偏移、不对称呼吸；发绀。

（2）触诊 压痛、胸壁不稳定和骨擦感。

（3）听诊 双侧呼吸音的有无和对称与否。

（4）叩诊 如果听诊有问题，可以在现场叩诊证实。

3. 胸部外伤的三角巾包扎 首先用无菌敷料覆盖伤口，三角巾底边向内折叠3cm，于肋骨下缘部缠绕打结，三角巾底角向伤处拉平覆盖伤口及敷料，在背侧打结固定。为避免磨损皮肤软组织，打结处可置入棉垫保护（图8-5）。

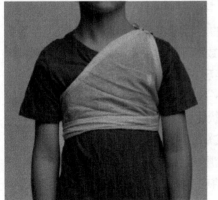

图8-5 三角巾胸部包扎法

4. 胸部创伤威胁生命的常见情况

（1）气道阻塞 为多发创伤处理的一个挑战，继发于气道阻塞的缺氧是常见的创伤致死原因。需要使用及时有效的方法开放气道，并保持呼吸通畅。

（2）连枷胸 发生于2根及2根以上相邻肋骨的骨折，导致有自主呼吸的伤者胸壁不稳定和连枷节段的胸壁出现反常呼吸（矛盾呼吸），不稳定的胸壁在伤者吸气时向内凹陷，在呼气时向外突出，严重影响呼吸和循环。连枷胸的处理步骤如下。

1）保持气道通畅。

2）辅助呼吸，给予高流量吸氧。

3）首先应徒手检查和按压连枷胸区域使其稳定，然后用加厚辅料包裹胸壁。

4）立即转运至适当的医院。

5）气管插管和正压通气是稳定连枷胸呼吸的最佳手段。

（3）开放性气胸 持续开放性的胸部伤口会使气体积聚于壁胸膜和脏胸膜间的胸膜腔，胸膜腔内压力等于大气压，从而导致部分甚至全部肺脏萎缩，严重影响呼吸和循环功能。气胸及其症状的严重程度一般与胸壁伤口的直径成正比。开放性气胸的处理步骤如下。

1）保持气道通畅。

2）辅助呼吸，给予高流量吸氧。

3）首先用戴手套的手封闭伤口。然后在胸壁缺损位置进行敷料封闭，利用消毒的不透气辅料封闭伤口的3个边，形成一个活瓣。

4）立即转运至适当的医院。

5）开放静脉通道，监测心脏情况。

（4）大量血胸 胸膜腔内积血称为血胸，大量血胸是指胸膜腔内积血超过1500ml。穿透伤发生大量血胸的概率高于钝性伤。大量血胸的症状和体征由低血容量性休克和呼吸功能损害共同导致。伤者可有焦虑和意识模糊，甚至休克。查体可见伤者颈静脉不充盈，伤侧呼吸音减弱并双侧不对称，伤侧叩诊为浊音。大量血胸的处理步骤如下。

1）保持气道通畅。

2）辅助呼吸，给予高流量吸氧。

3）立即转运至适当的医院。

4）开放静脉通道，处理休克，尽量保持血压至能维持周围脉搏即可（收缩压80～90mmHg）。

5）仔细观察，防止出现张力性气胸。

6）处理心脏压塞。

（5）张力性气胸 气体积聚于壁胸膜和脏胸膜间的胸膜腔，造成患侧肺的完全萎陷。张力性气胸气体持续在胸膜腔内集聚而无法排出，胸膜腔内压持续上升导致心脏和气管受压向对侧移位，并压迫上下腔静脉使静脉回流受阻。张力性气胸的临床特点：呼吸困难、焦虑；颈静脉怒张，气管偏向对侧。听诊伤侧呼吸音减弱和不对称，同时叩诊呈过清音或鼓音；心动过速。张力性气胸的处理步骤如下。

1）保持气道通畅。

2）辅助呼吸，给予高流量吸氧。

3）如果需要进行患侧胸腔减压，张力性气胸出现以下1条及1条以上变化表明失代偿，需要立即减压：①呼吸困难和发绀；②桡动脉搏动消失；③意识水平下降。

4）立即转运至适当的医院，入院后行胸腔闭式引流。

（6）心脏压塞 心包膜是围绕在心脏周围缺乏弹性的膜，如果心脏创伤造成血液迅速集聚在心包和心脏之间，心脏可被压缩而导致心脏充盈受阻和心排血量下降。心包积血在75～100ml即可影响心脏充盈并出现心脏压塞的各种临床表现。

心脏压塞的临床特点：呼吸困难，出现典型的脉压变小和贝克三体征。贝克三体征是指颈静脉怒张、心音低钝和奇脉。血压随呼吸周期性改变，吸气时降低，呼气时升高；如果伤者在吸气时脉搏消失，奇脉明显，提示心脏压塞。心音低钝在院前很难察觉，可以通过检查前后心音的变化察觉。心脏压塞可出现休克表现，与张力性气胸相似，都有颈静脉怒张，鉴别主要集中在双侧呼吸音是否对称存在，气管有无偏移。心脏压塞的处理步骤如下。

1）保持气道通畅。

2）辅助呼吸，给予高流量吸氧。

3）立即转运，迅速转运至合适的医院。

4）尽早监测心脏，特别是出现胸痛或心律失常时。

5）处理休克。开放静脉滴注电解质液可以提高心脏灌注和心排血量。考虑到可能合并胸腔内出血，维持收缩压在80～90mmHg即可。

6）监测其他并发症，包括血胸和气胸。

7）诊断明确的心脏压塞，可以在上级医生的指导下进行心包穿刺。

三、腹部创伤

📋 案例 8-2

患者，男性，58岁。5小时前因交通肇事受伤，伤后即感左季肋部剧痛，呈持续性，并逐渐扩散至全腹。受伤后自觉口渴、头晕，并出现心悸、气短症状。无呕血及血便，无明显呼吸困难，伤后未排尿、排便。

查体：体温36.1℃，脉搏110次/分，呼吸26次/分，血压80/60mmHg。急性痛苦面容，表情淡漠。贫血貌，肢端发绀、冰冷。左季肋部皮肤肿胀可见皮下瘀斑。双肺听诊呼吸音无明显减弱，未闻及干湿啰音。腹部略膨隆，腹式呼吸减弱，全腹压痛阳性，左侧腹部为重，伴反跳痛，肌紧张不明显，肝脾肋下未触及，移动性浊音阳性，肠鸣音减弱。

血常规：WBC 9.8×10^9/L，Hb 95g/L。B超：腹腔内探及液性暗区。X线：可见左膈升高，未见膈下游离气体。腹腔穿刺抽出不凝血5ml。

问题： 1. 请对该患者做出恰当的评估。

2. 根据评估，为该患者制订合理的处置计划。

（一）概述

腹部创伤的评估非常困难，短时间内全面评估困难较大。由于腹部创伤是引起创伤性死亡的主要原因之一，对于此类伤者，需要尽快进行评估和处理。对腹部穿透伤而言，需要急诊手术。钝性的腹部创伤（如交通事故、打架斗殴和身体接触性体育运动等）看似较锐器创伤轻，但仍有较高的死亡率。

无论穿透伤及钝性伤最终结果如何，危及生命的主要病理学变化为出血性休克和感染。创伤早期需要高度警惕是否有失血性休克的症状和体征；感染出现得较晚，虽会引起伤者死亡，但多数不需要现场即刻处理。

（二）腹部创伤的分类

1. 按腹腔是否与外界相通分类　分为闭合性和开放性两类。

（1）闭合性腹部损伤　腹壁完整无破裂。因体表无伤口，要明确内脏有无损伤有时很困难，易漏诊、误诊，很可能错失手术时机而导致严重后果。

（2）开放性腹部损伤　可分为以下3种情况：①开放性单纯腹壁损伤；②穿透伤，经腹壁穿破腹膜入腹腔者，多伴内脏损伤；③贯通伤，指致伤物继续穿破对侧腹壁者，有入口和出口。

2. 按受伤内脏的性质分类　可分为实质脏器损伤和空腔脏器损伤。

（1）实质脏器损伤　是指肝、脾、肾、胰的损伤。损伤可造成出血，严重者可发生出血性休克。

（2）空腔脏器损伤　是指胃、肠、胆道、膀胱的损伤。损伤后消化液、腔内液流入腹腔，继发腹膜炎。若得不到及时有效的处理，可导致感染性休克。

3. 按病因分类 通常分为钝性伤和锐性伤，有时也会出现上述两者的联合。

（1）钝性伤 是我国最常见的腹部创伤机制，多由钝性物体直接撞击腹部所致，其死亡率高达10%～30%。该类创伤易导致腹腔内实质脏器完全破裂或包膜下破裂，或造成腹腔脏器或血管的撕裂，尤其是肝、肾、肠系膜的动脉。

（2）锐性伤 主要是由锐器刺伤或枪击引起，当伤及腹腔重要的实质脏器或大血管时可快速出现失血性休克。

（三）腹部创伤的诊断

诊断常需全面分析受伤情况、体格检查、辅助检查等资料才能明确；少数难以确诊者，短期内严密观察，时刻做好剖腹探查的准备。

1. 有无内脏损伤

（1）腹部穿透伤时伤口有大量出血及胃肠内容物流出，应考虑合并内脏损伤。

（2）腹部非穿透性开放性损伤如仅为局限性腹壁疼痛、肿胀，其疼痛程度和范围不随时间的推移而加重或扩大，查体仅表现为伤处压痛，多不考虑存在内脏损伤。

（3）腹部闭合性损伤如合并有下列情况之一时，应考虑有内脏损伤：①早期出现失血性休克；②有明显的腹膜刺激征，移动性浊音阳性，肝浊音界消失，肠鸣音减弱或消失；③持续性剧烈腹痛，伴恶心、呕吐、腹胀；④直肠指诊在直肠前壁有触痛、波动感或指套有血迹；⑤有呕血、血尿或便血；⑥受伤当时症状不明显，但之后逐渐加重。

2. 何种脏器损伤

（1）实质脏器损伤：其临床特点以腹腔内出血为主，甚至发生失血性休克。常见的表现有面色苍白、血压下降、脉搏增快等休克表现；有持续性腹痛、腹胀、移动性浊音阳性、肠鸣音减弱及血性腹膜炎表现；腹腔穿刺抽出不凝血（具有重要诊断价值）；红细胞计数、血红蛋白含量进行性下降。

（2）空腔脏器破裂：临床特点以腹膜炎为主，腹痛剧烈、腹膜刺激征明显，可有气腹征，腹腔穿刺可抽出胃肠道内容物。泌尿系器官损伤时多有血尿、排尿困难、会阴及外阴牵涉痛、尿外渗等表现。

（四）腹部创伤的急救处理

1. 应首先处理威胁生命的紧急情况，如窒息、开放性气胸、急性外出血等。保持气道通畅。辅助呼吸，给予高流量吸氧。

2. 合并休克的患者应处于休克体位（上身抬高20°～30°，下肢抬高约15°）。尽量避免搬动患者，在诊断未明确前，禁用阿片类镇痛药。

3. 迅速建立通畅的静脉通路，特别是腹腔实质脏器损伤，必须至少开放两条静脉通路（如合并休克，其中一条为中心静脉），输注晶体液（生理盐水或林格液）及胶体液。尽早行心电监护，维持收缩压在80mmHg以上。

4. 腹壁伤口应及时妥善包扎，有腹内容物脱出者，原则上暂不回纳，以免污染腹腔，但要妥善保护脱出物，用生理盐水或清水浸湿无菌纱布覆盖突出腹腔的脏器表面，如果转运时间较长，可用塑料袋或铝箔在无菌纱布上再行覆盖，用干净的大碗（或用宽皮带做保护圈）保护脱出的内脏，防止受压、水分丢失。外面再加以包扎，回纳应在医院手术室经麻醉后进行。脏器不能强行推入腹腔。

5. 插入腹腔的异物，不要试图拔出，小心固定在原来的位置，确保异物不移动。

6. 迅速转运至医院。

四、脊柱和脊髓创伤

案例 8-3

患者，男性，15岁。2小时前患者在游泳池浅水区跳水致头部撞击池底后出现四肢瘫痪，朋友将其拖到岸上，并呼叫救护车将其送往急诊。

查体：神清，呼吸运动支持，双肺呼吸音清，心音正常，节律规整。四肢肌力0级，完全性弛缓性瘫痪，运动平面为C_2水平。

脊柱X线检查：枢椎齿状突骨折。

问题：1. 如何对该患者进行整体评估？
　　　2. 如何对该患者进行救治？

（一）概述

脊髓创伤是一种严重危及生命的创伤。如果脊髓创伤的患者能够存活，可能会丧失独立生活能力，所以在针对创伤者的处理中要时刻警惕对椎管和脊髓造成的创伤。

脊柱活动限制（spinal motion restriction，SMR）是指急救人员借助必要的限制脊柱运动的设备，采取必要固定方法最大程度地减少脊柱活动，并尝试防止脊柱和脊髓进一步创伤的技术。

（二）病理生理及临床表现

脊髓创伤最为常见的受伤机制是过伸、过屈、压缩、旋转、横向压力或牵拉。

脊柱钝性暴力创伤可造成脊柱骨性组织或结缔组织的损伤，疼痛是最为常见的症状，伴有周围局部肌肉的痉挛。脊柱创伤的体征：沿脊柱的压痛、背部明显的畸形或伤口、肢体瘫痪、肢体无力或感觉异常（皮肤有刺痛感或烧灼感）。

意识障碍的伤者在急救过程中有较高的脊柱创伤风险，针对无意识的创伤者应该立即实行SMR。脊髓创伤可造成运动功能和反射功能丧失、感觉的丧失或改变，特别是颈髓或胸髓创伤可导致高颈段脊髓创伤，产生神经源性休克。

（三）脊髓创伤的评估

所有的伤者都需要在现场进行初步评估，脊髓功能的评价是其中的一部分。伤者评估过程中可能造成脊髓创伤的情况，见表8-2。

表8-2　可能造成脊髓损伤的因素		
受伤机制	**伤者主诉**	**可能出现的阳性体征**
锁骨以上的钝性伤	颈部或背部疼痛	活动背部或脊柱时引起疼痛
跳水意外	感觉麻木或刺痛	明显的背部或脊柱畸形
机动车或自行车事故	无法活动或力弱	背部活动受限
高坠伤	—	感觉功能丧失
脊柱附近的穿透伤	—	肌肉无力或松弛
躯干部枪击伤或爆炸伤	—	二便失禁
任何可能作用在脊柱或脊髓的暴力伤	—	阴茎异常勃起

初步评估一定要节约时间。如果有意识的伤者能够活动手指和足趾，说明运动神经功能完好。任何异常感觉（刺痛或感觉减退）都提示有脊髓创伤。如果掐昏迷伤者的手指或足趾有回缩动作，说明运动和感觉功能完好，代表脊髓功能完好，但是并不意味着可以不实行SMR。

（四）脊柱和脊髓创伤的急救处理

SMR要求最大限度地减少脊柱的活动。在初始评估伤者时，应该将伤者的头部和颈部摆放在中立位。最容易和方便的方法是用双手或者双膝跪姿固定伤者的颈部，以中立位对齐脊柱纵轴，不施加牵引力（牵引不是院前急救的内容），牵引常导致脊柱创伤的进一步不稳定。颈椎固定的方法分为平卧位颈托固定和坐位颈托固定。

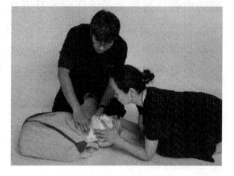

图8-6　平卧位颈托固定法

1. 平卧位颈托固定法　需两人配合操作。首先，助手将患者头部轻牵引并行头锁固定；操作者将颈托底部置于患者颈背部。然后，操作者再将颈托前部置于患者下颌下，一手固定颈托前部、另一手将颈托双侧锁扣调整至合适的松紧度，以完全承载患者头颈部力量为准（图8-6）。

2. 坐位颈托固定法　常用于车祸伤并颈椎损伤的患者，应在转运前先行固定颈椎。进行坐位颈椎固定时需两人配合操作。助手将患者头部固定；操作者一手行头胸锁固定，另一手行背锁固定，使患者头颈部均不能移动。操作者将颈托底部置于患者颈背部，再将颈托前部置于患者下颌下，将颈托双侧锁扣固定至合适的松紧度，以完全承载患者头颈部力量为准（图8-7）。

3. 骨盆骨折固定　骨盆骨折的重点在于止血，骨盆血运丰富，骨折后出血量极大，可达到2000～3000ml，且不易观察，如不及时止血可迅速危及生命。院前可用三角巾折叠成窄带在患者髂前上棘处打结系紧（图8-8）。

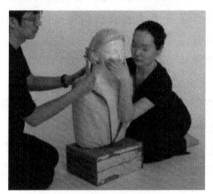

图8-7　坐位颈托固定法

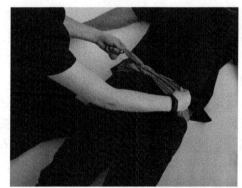

图8-8　骨盆骨折固定

在完成气道评估后，开放气道，完成支持呼吸后，可以给伤者戴上一个尺寸合适的颈托。要注意颈托仅能预防颈部有过大范围的活动，颈托戴好后施救者的双手仍不能离开固定位置。在快速全身检查结束后，采取整体翻身技术将伤者转移至长脊柱板，将伤者头和身体捆绑在长脊柱板上，只有在附带脊柱固定完成时，救援人员的手才可以移开。

脊柱固定及搬运的具体操作方法如下。①三人平抬法：适用于脊柱创伤患者的临时搬运，常用于脱离现场危险环境时。如有条件应先固定颈椎。操作时，第一人站于患者头侧，双手扶患者双肩，双肘关节托住患者头部呈双肩锁固定颈椎，第二人将双手置于患者背部及臀部，第三人将双手置于患者腰部及腿部，两人相邻的两只手交叉以更好地固定胸腰段，在第一人的口令下同时站起并步调一致地移动（图8-9）。②脊柱板搬运法：一名急救医生行头锁固定患者头颈部，助手A（通常情况下为护士或助理医师）按照上述颈椎损伤固定流程上颈托，完成后助手A行头胸锁，急救医生换头肩锁，助手A

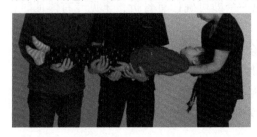

图8-9　三人平抬法

跪于患者右侧，双手置于患者对侧肩部和臀部，助手B（通常为急救司机或急救员）于同侧将双手置于患者腰部和腿部，助手A与B手部交叉以固定患者，在急救医生的口令下，三人同时向患者一侧轴向翻转患者，过程中须保证颈椎及脊柱始终保持直线，助手C（通常为担架员或志愿者）将脊柱板迅速置于患者身下，在急救医生口令下，三人再同时将患者轴向翻转回仰卧位并躺于脊柱板上，助手A行头胸锁，急救医生换双肩锁，之后在急救医生的口令下，同时轻推患者置于脊柱板正中合适位置，急救医生继续保持双肩锁，助手A予头胸锁后急救医生松双肩锁，并安装头部固定器，最后使用束缚带将患者与脊柱板固定。

五、四肢创伤

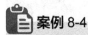 **案例8-4**

　　患者，男性，60岁，地震中被倒塌房屋压伤4小时后被人救出。急救时发现口鼻内有泥沙及血外溢，呼吸困难，烦躁不安，腹部内脏脱出，股骨开放性骨折，患者血压低，脉搏细速。
　　问题：1.急救时应如何安排处理顺序？
　　　　　2.对于股骨发生骨折的患者如何急救？

（一）概述

　　在对伤者进行评估的时候不要对明显畸形及受伤的肢体给予过多关注，关注的重点应该放在更加致命的创伤。评估过程中气道、呼吸、循环的维持、休克的正确处理才是需要优先考虑的。

　　失血性休克是四肢创伤潜在的危重并发症，通常只有在直接动脉破裂、骨盆骨折、股骨干骨折所致的大量失血后才会导致休克。但骨折的出血多为内出血，直到大量血液丢失引发其他临床表现时才被发觉。支配手足的神经和血管创伤同样也是常见的并发症，因此需要对骨折远端脉搏、运动和感觉进行检查。四肢损伤主要表现为骨折和关节脱位。

　　1. 骨折　骨的完整性或连续性中断，称为骨折。按骨折处是否与外界或体腔相通可分为闭合性骨折和开放性骨折。按骨折程度可分为不完全性骨折和完全性骨折。

　　（1）病因　①直接暴力：暴力直接作用于受损部位，使之发生骨折。②间接暴力：暴力通过传导、杠杆或旋转作用，使接触暴力较远的部位发生的骨折。③疲劳性骨折：长期、反复、轻微的直接或间接损伤可致肢体某一特定部位骨折。

　　（2）临床表现

　　1）一般表现：①休克：骨折后引起的大出血可引起休克；②肿胀：由于骨髓、骨膜及周围软组织损伤，血管破裂出血，均可引起皮下淤血和肿胀；③疼痛：患者骨折后疼痛明显，活动时加重；在骨折部位有明显压痛；在肢体远端叩击时，可引起骨折部位疼痛；④功能障碍：骨折后由于肢体内部结构的断裂和疼痛，使肢体丧失部分和全部活动功能。

　　2）骨折专有体征：①畸形：因暴力作用、肌肉收缩等使骨折发生旋转、移位，使肢体出现畸形；②反常活动：在没有关节处出现假关节的不正常的活动；③骨擦音或骨擦感：骨折端移动时有骨断端相互摩擦的声音和感觉。以上3个骨折的专有体征，只要发现一个即可确诊有骨折，未见专有体征时，并不能排除骨折存在。

　　2. 关节脱位　是指组成关节的各骨关节面失去正常的对合关系，又称脱臼。关节脱位按脱位发生的原因分为外伤性脱位、病理性脱位、先天性脱位及麻痹性脱位；按脱位程度分为全脱位及半脱位。按脱位远侧骨端的移位方向，可分为前脱位、后脱位、侧方脱位和中央脱位等。按脱位时间及发生次数可分为急性脱位、陈旧性脱位（如脱位3周以上而未复位者）和习惯性脱位（一个关节反复脱位）

等。按关节腔是否与外界相通可分为闭合性脱位与开放性脱位。

外伤性关节脱位，只有当关节囊、韧带和肌肉等软组织撕裂或伴有骨折时才能发生脱位。伤者具有一般损伤的症状和脱位的专有体征。

（1）一般症状

1）局部疼痛明显，活动时症状加重。

2）关节肿胀，因出血、水肿使关节明显肿胀。

3）关节功能障碍，关节脱位后，失去正常关节结构，关节不能正常活动。

（2）专有体征

1）畸形：关节脱位后肢体出现明显畸形，如肢体旋转、内收或外展和外观变长或缩短等畸形，与健侧不对称。关节的正常骨性标志改变。

2）弹性固定：关节脱位后，未撕裂的肌肉和韧带可将脱位的肢体保持在特殊的位置，被动活动时可有明显的对抗弹性，称为弹性固定。

3）关节盂空虚：最初的关节盂空虚较易被触及，但肿胀严重时则难以触及。

（二）四肢创伤的评估

1. 现场评估和了解病史 评估肢体创伤的程度，特别是获取病史，这样可以帮助判断创伤机制。

2. 快速全面地对每个肢体进行评估 检查有无畸形、挫伤、擦伤、穿透伤、烧伤、撕裂伤和肿胀。检查肢体有无压痛、不稳定和骨擦音。检查关节是否疼痛或存在反常活动。检查并记录末梢循环、运动和感觉情况。

（三）四肢创伤的急救处理

1. 骨折急救 急救的目的是用简单而有效的方法抢救生命，保护患肢，安全迅速转运，以便尽快得到妥善治疗。

（1）对心搏、呼吸停止或濒于停止的患者，应立即进行胸外心脏按压和人工呼吸；对于急性大出血，必须尽快采取有效措施进行止血，防止失血性休克。

（2）可用加压包扎止血或止血带止血，并记录好时间，伤口可用无菌敷料或清洁干布包扎；如有骨端外露，原则上不予复位，如骨端有损伤血管或神经的危险时，可稍加伸直固定。

1）加压包扎止血：其目的是保护伤口、减少污染、压迫止血。无绷带、止血带、三角巾等常用材料时可就地取材，用干净毛巾、手绢、衣服等替代。在进行伤口包扎时，动作要轻巧，松紧要适宜、牢靠，既要保证敷料固定和压迫止血，又不影响肢体血液循环。环形包扎是最基础的包扎术，常用于创面较小、出血量不大的伤口，在伤口处用无菌纱布覆盖，再使用绷带第一圈稍作倾斜，后续做环形缠绕，并将第一圈斜出的角压于环形圈内，最后绷带尾部固定，弹力绷带可置于上一圈绷带内固定，纱布绷带可将尾部从中剪开交叉缠绕打结固定（图8-10）。螺旋包扎法常用于周径变化明显的前臂、小腿部位的伤口。将无菌敷

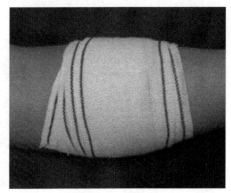

图8-10 环形包扎法

料覆盖伤口，将绷带环形缠绕数周，后一周覆盖前一周的1/3～1/2（图8-11）。手部"8"字包扎法常用于手掌或手背处的伤口（图8-12）。关节包扎法适用于四肢关节处的外伤，首先将关节保持于功能位，用无菌敷料覆盖伤口，绷带先在关节处做环形包扎2～3圈，后向关节上方缠绕一次，再向关节下方缠绕一次，分别压住上一圈的2/3，依次重复上述操作，最后将绷带尾部固定（图8-13）。

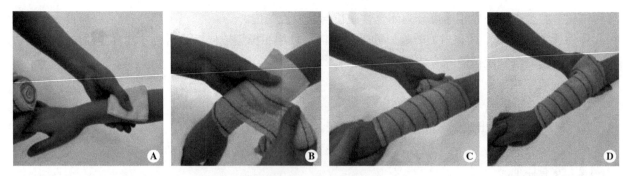

图8-11 螺旋包扎法

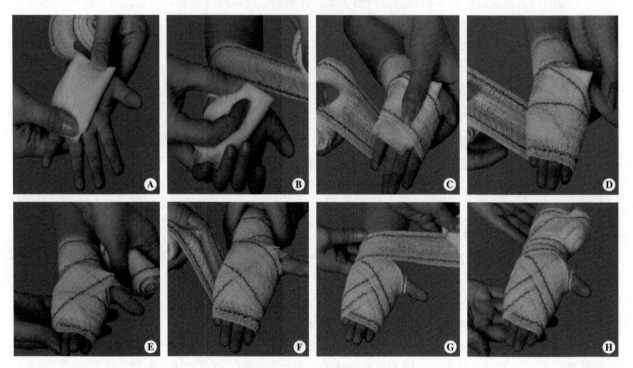

图8-12 手部"8"字包扎法

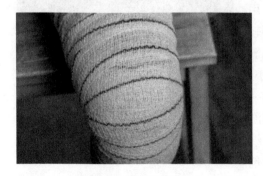

图8-13 关节包扎法

2）止血带止血：用于加压包扎止血法无效的四肢大动脉出血的临时止血。选取出血部位近心端的肱动脉或股动脉处进行止血，避免止血带使用时间过长造成末端肢体缺血坏死，如短时间内可到达医院则不推荐途中松解止血带，如1小时内不能到达医院，途中根据患者出血量及生命体征决定是否松解止血带，不推荐对出血量大、失血性休克、生命体征不平稳的患者松解止血带。

橡皮止血带止血法：首先选取合适的部位，为避免损伤局部软组织，用一棉垫覆盖局部皮肤，在棉垫上用橡皮止血带缠绕2圈，随后固定（图8-14）。

三角巾止血带止血法：将三角巾叠成宽带，覆盖于选好的止血位置，三角巾两端在下方交叉后返回上方打活结，用坚硬小棍置入活结旁2～3cm处，旋转小棍至合适的压力，以出血停止的最小压力为宜，后将小棍一端插入活结内，拉紧活结并缠绕固定多余的三角巾带（图8-15）。

（3）用特制夹板或就地取材 用木板、木棍、树枝等超过关节位后临时固定；若现场无任何可利用的材料时，上肢可固定于胸部，下肢可与健侧下肢捆绑固定，以减轻疼痛、便于搬运。

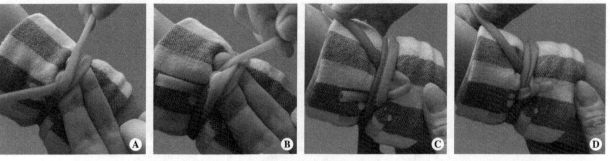

图8-14　橡皮止血带止血法

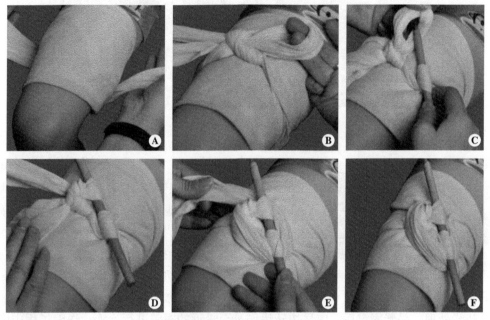

图8-15　三角巾止血带止血法

1）上肢骨折夹板固定：首先根据患者情况选用适当长度和宽度的夹板，根据患者受伤部位调整塑形，由近端向远端做螺旋包扎固定。固定后的患者根据骨折部位选择大手挂或小手挂固定，即用三角巾（布条）将上肢前臂屈曲悬吊固定于胸前（图8-16，图8-17）。注意固定的夹板不可与皮肤直接接触，须垫以衬物，尤其是夹板两端、骨突出部和悬空部位，以防止组织受压损伤。

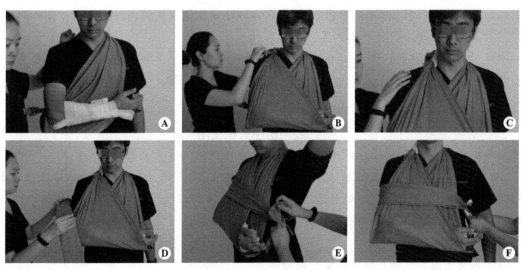

图8-16　大手挂固定法

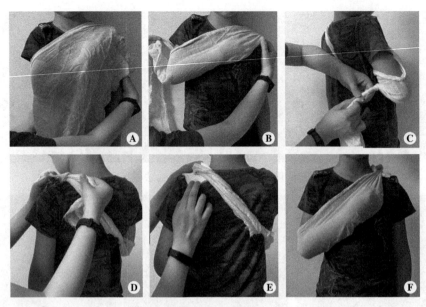

图8-17 小手挂固定法

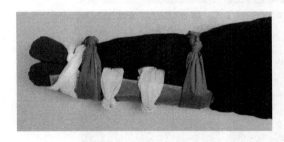

图8-18 下肢骨折夹板固定

2）下肢骨折：小腿骨折时，选择长短相等的两块夹板（长度自脚跟到膝），内侧加衬垫后，在骨折处上下两端、膝下和大腿中部分别用布带缠紧，在外侧打结。脚部用绷带进行"8"字包扎固定，使脚与小腿成直角（图8-18）。大腿骨折时，可用一块长夹板放在伤肢外侧，健肢移向伤肢并列，夹板加衬垫后，用布条分段固定伤肢。

（4）经初步处理、妥善固定后，应尽快转运伤员至最近的医院进行治疗。送院过程中应注意预防骨筋膜室综合征的发生。骨筋膜隔室综合征（osteofascial compartment syndrome）在前臂、小腿、大腿、手、足均可发生，小腿骨折发生率最高。其早期症状为疼痛，典型的表现是与创伤程度不匹配的剧痛和感觉异常。晚期症状特征为"5P"：疼痛（pain）、苍白（pallor）、无脉（pulselessness）、感觉异常（paresthesia）、麻痹瘫痪（paralysis）。急救处理时需要紧急切开筋膜室以减压。

2. 关节脱位急救

（1）关节脱位或合并其他损伤时，伤员有可能会因疼痛、失血等原因发生休克，急救时要注意预防休克的发生，早期发现休克应及时处理。

（2）用夹板和三角巾固定伤肢后，应尽快把伤员转送至医院，争取尽早复位。没有整复技术和经验的救护者，不可随意试图复位，以免加重伤情、影响功能的恢复。

> **链接**
>
> ### 四肢创伤小夹板使用
>
> 1. 目的　防止骨断端移位，以减少疼痛和防止断端对肌肉、神经和血管的破坏。
>
> 2. 时机　不同伤者使用夹板的次序并无统一规定。一般来说，伤情严重的伤者在转运之前只需脊柱固定。对于需要迅速转运的伤者，骨折的肢体可束缚在长脊柱板上临时固定，在转运的过程中优先处理休克后，再适当对肢体进行固定。抢救伤者的生命是需要优先处理的。
>
> 3. 使用步骤
>
> （1）用剪刀剪开衣物，以查看受伤的部位。

（2）使用夹板前后，应该记录肢体情况。

（3）若肢体有严重的成角畸形、脉搏消失且转运距离较远，可轻微牵拉肢体使其变直。若遇到的阻力较强，则将肢体以发现时的样子固定。

（4）开放性创伤在使用夹板固定前最好用湿润的无菌敷料覆盖伤口，夹板应该放在开放性伤口的对侧。

（5）夹板需要把创伤的上下两个关节同时固定。

（6）夹板固定需要有足够的衬垫，尤其在皮肤创伤处、骨突起处，否则会加剧疼痛和引起压疮。

（7）不在现场进行骨断端复位。

（8）若伤者有生命危险，可以在转运途中进行夹板固定。如果伤者伤情稳定，骨折或畸形的固定可以在转运之前进行。

（9）对于怀疑骨折的情况，也要进行固定。

六、多发伤与高级创伤生命支持

 案例 8-5

患者，男性，57 岁。左季肋部被汽车撞伤 5 小时，口渴、心悸、头晕 1 小时。患者 5 小时前被汽车撞到左季肋部，当时伤者感到疼痛剧烈，被送至医院就诊。

经 X 线检查诊断为左胸肋骨骨折，卧床休息和局部固定后感觉好转，1 小时前感觉全腹疼痛发胀，伴头晕、心悸、口渴、烦躁。查体：T 37.0℃，P 110 次 / 分，BP 92/65mmHg，神清，面色苍白，心肺查体无异常。左季肋部皮下瘀斑，压痛。腹稍胀，全腹有明显压痛，以左上腹为主，肌紧张不明显，但有明显反跳痛，移动性浊音（±），肠鸣音弱。化验：Hb 80g/L，WBC $9.0×10^9$/L。

问题：1. 如何对该患者进行综合评估？

2. 在现场应如何对患者进行急救？

（一）多发伤的概念

多发伤通常是指在同一机械致伤因素（直接、间接暴力，混合性暴力）作用下机体同时或相继遭受两种以上解剖部位或器官的较严重的创伤，至少一处创伤危及生命或并发创伤性休克。多发伤的死亡率较高，对患者生命构成威胁，需要紧急处理，同时防止遗漏伤情。

（二）多发伤的特点

多发伤的伤情严重，可在短期内致机体生理失衡、微循环紊乱及严重缺氧，影响组织细胞功能的循环和氧代谢障碍，处理不当可能迅速危及伤员的生命。

1. 创伤机制复杂 同一伤者可能有不同机制所致的创伤同时存在，如交通事故伤者可有撞击、挤压等多种致伤机制。

2. 伤情重、变化快 多发伤具有叠加加重效应，伤情发展迅速、变化快。

3. 生理紊乱严重 多发伤的伤情复杂，常累及多个重要脏器，可直接造成组织器官及功能损害。同时由于急性血容量减少，组织低灌注状态与缺氧等病理生理变化，多继发一系列复杂的全身应激反应及脓毒症等，引起组织器官的继发性损害，并互相影响。

4. 评估困难，易漏诊和误诊 因多发伤患者创伤部位多、伤情复杂、伤势重、病史收集困难，很容易造成漏诊与误诊。患者可同时有开放性伤和闭合性伤，明显创伤和隐匿创伤。

5. 处理顺序与原则的矛盾　严重多发伤常需要手术治疗。由于创伤的严重程度、部位和累及脏器不同，对危及生命的创伤处理重点和先后次序也不一样。有时几个部位的创伤都很严重，多个创伤都需要处理，其先后顺序可能发生矛盾。不同性质的创伤处理原则不同，如颅脑伤合并内脏伤大出血、休克治疗与脱水治疗的矛盾。

6. 容易出现并发症　多发伤由于组织器官广泛创伤及破坏，失血量大，全身生理紊乱严重，容易出现各种并发症。

（三）评估和处理的原则

遵循创伤处理的基本评估和处理原则，以快速初始评估为引导，注重严格遵循评估的顺序流程，及时要求团队成员处理危及生命的因素。在生命体征基本维持稳定的基础上，进行持续评估，有条件情况下增加详细的进一步评估，以避免多发伤在评估中的遗漏。

（四）高级创伤生命支持

高级创伤生命支持应快速准确地评价患者的基本状况，对患者进行生命复苏并稳定病情，合理安排患者转科转院（包括时机、方式、内容等），确保向患者提供最佳的救护措施，在对伤者进行基本状况评价、生命复苏及转科转院的过程中保证这些措施实施的质量。

1. 准备　在院内准备阶段，所有的准备都必须适用于创伤患者的快速复苏治疗。

（1）设备准备　需要有专门的复苏区域，合适的气道和静脉通路开放设备；基本的监护设备，抢救人员的良好防护设施等。

（2）人员准备　快速启动创伤救护组，呼叫其他医疗部门协助，实验室和影像科的快速应答等。

（3）流程准备　各环节之间建立完善的转运机制。

（4）到达现场后做好现场评估，确认现场安全，并根据获取的信息判断是否需要申请额外支援。

2. 分类与初始检查　首先对多发伤和群体伤做好伤情分级和标志，对特殊人群如儿童、孕妇、老人应优先处理。不断监测生命体征，动态评估伤者状态，现场快速寻找危及生命的伤情，及时将需要紧急救治的伤者送往医疗机构。

初始检查的目的是判断患者的一般情况，快速检查头颈部、胸部、腹部、骨盆、脊柱和四肢有无明显损伤，决定患者是否需要紧急处理和转诊。初始检查主要采用ABCDE原则。A：气道维持及颈椎保护；B：呼吸和通气；C：循环维持和出血控制；D：神经状况评估；E：暴露或环境控制，将患者衣服完全脱去，但要避免低体温。

（1）整体评估　快速判断伤者的年龄、性别、体重、整体印象，观察伤者的位置，包括体位、伤者身体与周边的关系、有无严重出血等。

（2）气道维持及颈椎保护　对于无法说话或意识不清的患者，需要立即对气道梗阻的情况进行快速评估，确定开放气道。特别是对气道异物、颜面、下颌骨、气管、咽喉部的撕裂及骨折进行重点评估。采用抬头举颏法，救援者快速、轻柔、牢固地固定伤者头部于正中位，同时清除呼吸道异物，插入口咽管或鼻咽管开放气道，必要时通过经口或鼻气管插管或者环甲膜切开建立确定的人工气道。假定多系统损伤的患者都存在颈椎的损伤，可应用颈托保护。

（3）呼吸和通气　注意观察患者胸壁是否有穿透伤。通过听（耳朵靠近伤者的口部判断伤者的呼吸深度和频率）、看（观察伤者胸、腹部的呼吸运动）、感（用面部感知气流和用手触感胸部的呼吸运动）判断患者呼吸情况。简单触诊胸壁判断有无压痛、骨擦音及稳定异常等。听诊双侧呼吸音是否对称，如果不对称需要行进一步叩诊，快速对张力性气胸、连枷胸伴有肺部挫伤、大量胸腔积血、开放性气胸等严重胸部创伤作出鉴别。给予高浓度氧保证肺泡通气，存在通气不足者立即给予辅助通气。辅助通气时，需要确保给予足够的通气（每6～8秒一次）及500ml/次的潮气量，通过针刺减压或放置胸腔闭式引流管处理张力性气胸、封闭开放性气胸等。

（4）循环维持和出血控制　通过生命体征测量对患者进行循环评估，检查桡动脉的搏动频率；判断皮肤的颜色、温度及毛细血管的充盈度。皮肤湿冷、苍白及意识模糊都是休克早期的临床表现。如果触及颈动脉搏动消失，要考虑心搏骤停，应立即给予心肺复苏和转运。对于出现急性循环衰竭的患者，立即建立外周及中心静脉通路，进行液体复苏、输血；外出血部位及时止血，评估内出血是否需要手术干预。

（5）神经状态评估　通过格拉斯哥昏迷量表和瞳孔检查对患者神经状态进行快速评估，对于昏迷患者应进行气管插管并且允许轻度的过度通气，给予静脉甘露醇（1.5～2.0g/kg）和完善颅脑CT检查。需要注意的是对于血流动力学情况不稳定患者的CT检查可以推迟。

（6）暴露或环境控制　完全脱掉患者的衣服，脱离创伤环境，但需要注意受伤患者多可能处于体温过低的状态，需要保温。

3. 复苏　在复苏的过程中应该尽快完善心电监测、留置导尿管及胃管，动脉血气、脉搏血氧计、血压监测，胸部、骨盆、颈椎X线检查，诊断性腹腔灌洗或腹部超声检查等。

（1）维持气道与颈椎保护。

（2）呼吸与通气支持　严重创伤患者一般均需氧疗；张力性气胸会严重而急剧地影响患者的通气和循环，正压通气往往使病情加重，一旦怀疑，应该立即行胸腔减压术。

（3）稳定循环与止血　行胸外心脏按压，建立静脉通路，给予复苏药物、电除颤，行液体复苏等；失血是创伤患者最常见的死亡原因，但积极和持续的容量复苏不能代替机械或手术止血，手术止血是至关重要的。

4. 二次评估　在初始检查结束、患者生命体征平稳后进行二次评估，包括从头到脚的全面体格检查、神经功能的评估和初步的实验室、影像学检查。对于重症患者应该每5分钟评估一次；对于稳定伤者应该每15分钟评估一次；伤者每次移动时、治疗时、病情恶化时均应该进行伤情评估。

（1）病史采集　向患者的亲属、现场救治人员询问既往史和创伤发生的情况，包括症状、过敏史、近期用药史、末次进食时间和本次事件损伤状况等。

（2）全身体格检查　重新评估伤者的意识状态、生命体征，然后对各系统（头颈部、胸部、腹部等）做全面仔细检查，确定有无休克、重要脏器伤或多发伤。进一步复查损伤情况，特别是出血情况、四肢血运、肢体感觉和运动、张力性气胸和开放性损伤的变化等，如伤员有危及生命的情况，应先采取相应的急救措施，待伤情好转后再做全面检查。

（3）检查治疗措施　评估心电监护和血氧饱和度、气管插管的位置、氧流量、静脉通路是否通畅、补液速度、封闭伤口的敷料情况、夹板固定情况、刺入体内异物的固定情况、穿刺针的通畅情况等。

5. 复苏后处理及生命体征监测　对受伤的患者必须不断地进行重新评估，以免忽略新出现的病情变化。不断地监测生命体征和尿量是十分必要的。直到患者的血流动力学稳定和全身检查完成时，可以进行脊柱和四肢骨的X线检查，头、颈椎，胸、腹部的CT检查，泌尿系造影、血管造影、支气管镜检查、食管镜检查等特殊检查项目。

6. 存在以下严重外伤者应立即转运

（1）严重受伤机制，如车祸、高处坠落伤、枪击伤、爆炸伤等。

（2）初始检查发现意识状态改变、休克、呼吸异常、无法控制的出血等。

（3）快速创伤检查发现有病情危重的可能，如胸部异常（张力性气胸、连枷胸伴肺部挫伤、大量胸腔积血、开放性气胸）、腹肌紧张膨隆、骨盆不稳定性损伤、双侧股骨骨折等。

7. 专科治疗　专科手术处理原则是救命第一，保护器官、肢体第二，维护功能第三。

链接

复 合 伤

复合伤是指两种或两种以上致伤因素同时或相继作用于人体所造成的创伤，所致机体病理生理紊乱常较多发伤和多部位伤更加严重且复杂，是引起死亡的重要原因。评估和处理的原则：遵循创伤处理的基本评估和处理原则，详细地现场评估和病史询问，发现造成复合伤的创伤机制。

（顾　伟　柴润国　史　婧）

第 1 节 氧 疗

案例 9-1

患者，女性，75 岁，慢性咳嗽、咳痰 10 年，加重伴喘憋 2 日来诊。查体：T 38℃，BP 150/90mmHg，P 110 次 / 分，RR 30 次 / 分，SpO_2 84%，皮肤发绀，双肺呼吸音低，可闻及哮鸣音，心律不齐，脉短绌，腹软，无压痛，双下肢凹陷性水肿。血气分析（不吸氧）：pH 7.26，PaO_2 56mmHg，$PaCO_2$ 62mmHg。

问题： 1. 该患者目前最可能的诊断是什么？
2. 如何为该患者进行氧气治疗？

一、概 述

氧气治疗（氧疗）是使用高于空气氧浓度的气体对患者进行治疗，是急诊常用的治疗手段之一。合理氧疗能使患者获益，而不恰当的氧疗非但不能使患者获益甚至有害。急诊常见急危重症，如急性心肌梗死、慢性阻塞性肺疾病（chronic obstructive pulmonary disease，COPD）、失血性休克等在不伴有低氧血症的情况下可能并不需要常规氧疗。必须注意氧疗仅为改善患者缺氧的支持手段，临床仍应密切关注患者原发疾病的诊治。

二、氧疗的基本原则

（一）氧疗的处方原则

氧疗中应将氧气作为一种特殊的药物来使用，应遵医嘱使用。

（二）氧疗的降阶梯原则

对于病因未明的严重低氧血症患者，应贯彻降阶梯原则，根据病情选择从高浓度至低浓度的氧疗方式。

（三）氧疗的目标导向原则

根据不同疾病选择合理的氧疗目标。有 CO_2 潴留风险的患者，SpO_2 推荐目标为88%～93%；对于无 CO_2 潴留风险的患者，SpO_2 推荐目标为94%～98%。

三、氧疗的临床实施

（一）评估患者是否需要氧疗

接诊患者后，首先判断患者是否为崩溃气道。崩溃气道患者无法保证基本的通气和氧合，需紧急进行气管插管或气管切开。

对于非崩溃气道的患者，氧疗应当以纠正患者的低氧血症为目的，需要在氧疗开始前了解患者血氧饱和度情况，采用经皮动脉氧饱和度（SpO_2）或动脉血氧饱和度（SaO_2）进行监测。不推荐给予无低氧血症的患者氧疗，任何情况下的氧疗均需同时记录吸氧浓度。

（二）根据病情危重程度选择合适的氧疗工具

健康成人SpO_2的正常范围为96%～98%。吸入高浓度氧可抑制肺血管收缩，导致吸收性肺不张及肺泡通气量下降。慢性CO_2潴留患者吸入高浓度氧可加重病情，因此，推荐使用筛查CO_2潴留风险的ESCAPE工具，根据是否存在CO_2潴留的高危因素制订不同的氧疗目标。对于存在CO_2潴留高危因素的患者推荐氧合目标为SpO_2 88%～93%。而无CO_2潴留高危因素的患者，推荐其SpO_2目标为94%～98%。

根据患者病情危重程度（危：患者$SpO_2 < 80\%$；重：$80\% < SpO_2 < 88\%$）选择面罩或鼻导管给予氧疗。

CO_2潴留危险因素评估ESCAPE原则。

E（bronchi ectasia）：支气管扩张

S（spinal malformation）：脊柱畸形（或截瘫）

C（chest disease）：胸壁疾病

A（airway obstructed disease）：气道阻塞性疾病（COPD、哮喘、肺纤维化）

P（paralysis）：瘫痪（神经肌肉接头疾病，药物过量）

E（elevated body weight）：体重增加，肥胖

（三）动态评估

氧疗开始后应当每5～10分钟评估一次患者SpO_2变化情况，若SpO_2未能上升至目标范围，应当积极寻找原因并行血气分析全面评估患者情况。若SpO_2上升至目标范围内，但存在ESCAPE高危因素，应当在30～60分钟内复查血气了解血CO_2水平；若不存在ESCAPE高危因素，且临床情况稳定则无须复查血气。

（四）氧疗的维持与撤离

稳定的恢复期患者，SpO_2稳定于目标区间高限一段时间后（通常4～8小时）可逐渐降低吸入氧气的浓度。若心率、呼吸频率、SpO_2稳定，可酌情进行血气分析，逐渐降低吸入氧浓度直至停止氧疗。终止氧疗后，吸入空气时的SpO_2应当至少监测5分钟。若SpO_2仍处于目标范围内，可随后每小时评估一次。若停止氧疗后出现低氧，则应当寻找恶化的原因，若氧合仍不能维持，应当再次给予重新评估并选择合理的氧疗方法。若患者原发疾病改善，且SpO_2在目标范围，可根据具体情况继续当前氧疗方式，直至停止氧疗（图9-1）。

四、急诊常用氧疗工具

急诊常用氧疗工具，见图9-2。

1. 鼻导管 为临床最常用的吸氧装置。鼻导管吸入氧浓度与氧流量有关。在潮气量500ml、频率20次/分、呼气末暂停0.5秒、吸呼比1：2、口鼻无效腔50ml、氧气流速≤5L/min情况下，可推导出如下公式进行计算吸氧浓度，即吸氧浓度=21+4×吸入氧流量（L/min）。

2. 普通面罩 普通面罩可提供40%～60%的吸入氧浓度，适用于低氧血症且不伴有高碳酸血症风险的患者。使用时普通面罩需紧贴口鼻周围，由弹力带固定于枕部。氧气流速小于5L/min时，普通面罩内的CO_2将难以被完全冲刷而导致CO_2复吸，因此普通面罩吸氧流速不应低于5L/min。

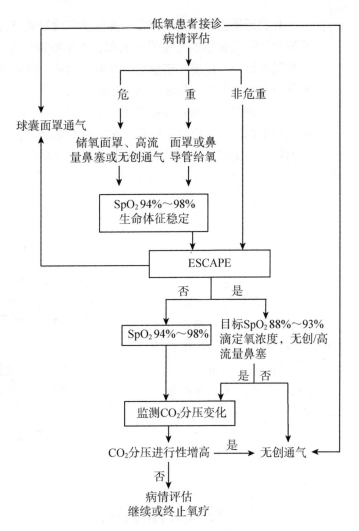

图9-1 急诊氧疗流程

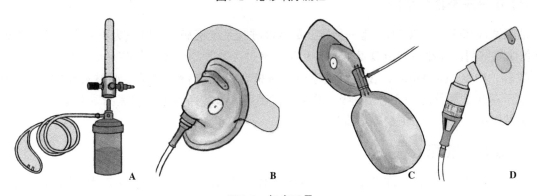

图9-2 氧疗工具

A. 鼻导管；B. 普通面罩；C. 储氧面罩；D. 文丘里面罩

3. 部分重复呼吸和无重复呼吸储氧面罩 储氧面罩在普通面罩下附加体积600～1000ml的储气囊，当储气囊充满时，吸氧体积分数可达60%以上。部分重复呼吸储氧面罩在面罩与储气囊之间无单向阀，导致患者重复吸入部分呼出气体。在密闭较好的部分重复呼吸储氧面罩中，氧流量为6～10L/min时，吸入氧浓度可达35%～60%。无重复呼吸储氧面罩在面罩与储气囊之间有单向阀，从而避免吸气时重复吸入呼出气。为保证储氧面罩内的呼出气体能够被冲刷出去，氧流量至少要在6L/min。储氧面罩给氧体积分数高于普通面罩，不适用于有CO_2潴留风险的COPD患者。

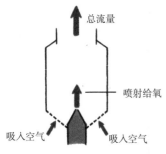

图9-3 文丘里面罩作用原理

4. 文丘里面罩 是可调节的高流量精确给氧装置。文丘里面罩的作用原理为氧气经狭窄的孔道进入面罩，产生喷射气流使面罩周围产生负压，与大气的压力差促使一定量的空气流入面罩。随着供氧流速的增加，进入面罩内的空气流速也相应增加，且喷射入面罩的气流通常大于患者吸气时的最高流速要求，因此吸氧浓度恒定（图9-3）。此外，高流速的气体不断冲刷面罩内部，呼出气中的CO_2难以在面罩潴留，故无重复呼吸。因文丘里面罩可以实现高流量低浓度给氧，适合伴高碳酸血症的低氧患者。使用文丘里面罩时，首先设定患者的吸入氧浓度，其次根据患者的呼吸情况决定面罩提供的气体流量，最后调节氧源的给氧流量。

链接

经鼻高流量氧疗是一种通过无需密封的导管经鼻输入经过加温湿化的高流量混合气体的呼吸治疗方法。经鼻高流量氧疗可有效缓解呼吸困难，对轻、中度呼吸衰竭有良好的临床疗效，且操作简便，具有良好的患者耐受性，临床应用广泛。经鼻高流量氧疗设备由空氧混合器装置、加热导丝管路和鼻导管等组成（图9-4）。

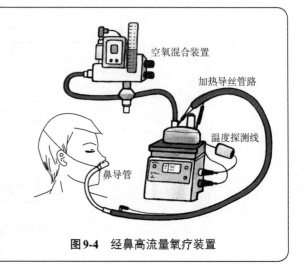

图9-4 经鼻高流量氧疗装置

五、特殊疾病的氧疗

（一）慢性阻塞性肺疾病

慢性阻塞性肺疾病（COPD）是一种重要的慢性呼吸系统疾病，其特点为不完全可逆的气流受限。COPD急性加重期：推荐初始SpO_2为88%～93%。通过鼻导管的低流量氧疗是最简单的氧疗方式，适用于多数轻、中度COPD患者，在应用氧疗后需对患者SpO_2进行再评估，调整氧疗方式以达到目标SpO_2。由于存在重复吸入二氧化碳及吸入氧浓度过高因素，普通面罩及储氧面罩不推荐用于COPD患者，可考虑使用文丘里面罩或经鼻高流量氧疗。

（二）急性心肌梗死

对于怀疑或确诊心肌梗死的患者，在没有低氧血症的情况下，尚不能确定对缺血部位的心肌提供高浓度的氧是否可使患者获益。但局部的高氧浓度可导致血管收缩，增加血管阻力，从而减少心肌氧供。建议心肌梗死时无CO_2潴留风险的患者维持血氧饱和度在94%～98%，有CO_2潴留风险的患者维持血氧饱和度在88%～92%，氧疗应当基于以上目标谨慎使用。

（三）休克

一般认为休克患者的SaO_2不应低于90%，建议将SpO_2 94%～98%作为理想目标。可首先使用储氧面罩以15L/min开始氧疗，连续监测动脉血气变化。若循环稳定，可考虑降低吸入氧浓度。对于存在CO_2潴留风险的患者，则需要临床医师仔细权衡低氧与呼吸性酸中毒的风险，必要时考虑使用无创或有创通气辅助呼吸。

（四）急性脑卒中

急性脑卒中伴低氧血症多发生于夜间，常由呼吸中枢受损、气道保护功能缺失所致，临床较为常见，可加重患者脑缺血缺氧状态，增加患者病死率。但对于SpO_2正常的非缺氧患者，持续氧疗或夜间氧疗并不能使患者获益。对于无CO_2潴留高危因素的卒中患者，血氧饱和度目标为94%～98%，对于存在CO_2潴留的卒中患者，SpO_2目标为88%～93%。可由鼻导管开始给予低浓度氧疗，并根据上述原则选择氧疗工具。

（五）一氧化碳中毒的氧疗

一氧化碳（CO）中毒的患者因SpO_2监测不能区分碳氧血红蛋白和氧合血红蛋白，因此不能正确反映患者的血氧情况。血气分析时氧分压显示正常，但实际可携氧血红蛋白的数量不足。同时碳氧血红蛋白的半衰期与吸入氧浓度成反比，因此，对于CO中毒的患者来说，急诊初始治疗时通过储氧面罩给予高浓度氧至关重要。根据中毒严重程度决定是否选择高压氧治疗。

第2节　气管插管术与气管切开术

案例 9-2

1.患者，男性，59岁，咳嗽、咳痰伴憋气1周，加重伴昏迷1小时来诊。既往慢性阻塞性肺疾病多年。查体：HR 132 次/分，BP 150/70mmHg，SpO_2 76%（未吸氧），RR 30 次/分，处于昏迷状态。血气分析：pH 7.138，PaO_2 47mmHg，$PaCO_2$ 90mmHg。

2.患者，男性，68岁，发热2周伴右下颌部包块来诊，既往在外院查颈部CT提示右侧咽旁间隙感染。查体：张口困难，右侧下颌部可触及包块，边界不清，局部皮温稍高、皮肤充血，HR 120 次/分，BP 130/80mmHg，SpO_2 87%（鼻导管 5L/min）。

问题： 上述两个患者高级气道建立的最佳方式分别是什么？请分别说出原因。

一、气管插管术

气管插管术是将特制的气管导管通过患者口腔或鼻腔插入患者的气管内，以改善患者通气和换气功能的一项技术。主要用于危重症伴有呼吸功能不全和心搏、呼吸骤停的患者。根据插管的途径可分为经口气管插管和经鼻气管插管。经口气管插管是临床应用最广泛的一种气管插管方法。

（一）经口气管插管

1.适应证

（1）心搏、呼吸骤停。

（2）严重低氧血症或高碳酸血症，或其他原因需较长时间机械通气。

（3）不能自主清除上呼吸道分泌物、胃内容物反流或出现误吸风险。

（4）下呼吸道分泌物过多或出血，且自主清除能力较差。

（5）存在上呼吸道损伤、狭窄、阻塞及气管食管瘘等严重影响正常呼吸的情况。

（6）全麻手术。

2.禁忌证

（1）急性喉头水肿。

（2）咽喉部烧伤、肿瘤。

3. 操作方法

（1）体位 患者仰卧位，枕部适度抬高，头后仰，使口、咽、喉3条轴线尽量呈一直线。除去义齿，清除口咽分泌物。

（2）加压给氧 用简易呼吸器辅助吸入3分钟以上的100%氧气，尽可能使血氧饱和度达到95%以上。这样可以用氧气取代占据肺泡的氮气，可在插管时缩短正压通气的时间，从而进一步降低误吸胃内容物的风险。

（3）开口 操作者站于患者头端，用右手推患者前额，使头部在寰枕关节处极度后伸，如未张口，应用右手拇指推开患者下唇及下颌，示指抵住上中切牙，以二指为开口器，使嘴张开。

（4）置入喉镜 操作者左手持喉镜自患者右口角插入，轻轻将喉镜向左移，将舌体推向左侧，再把喉镜片移至正中。见到腭垂（此为暴露声门的第一个标志），沿舌背弧度慢慢推进喉镜使其顶端抵达舌根，稍稍向前上提喉镜，即可见到会厌（此为暴露声门的第二个标志），暴露声门。声门呈白色，透过声门可以看到气管，在声门下方是食管的黏膜，呈鲜红色并关闭（图9-5）。

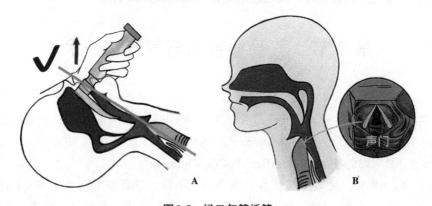

图9-5 经口气管插管
A.直视喉镜暴露声门的正确手法；B.喉镜挑起会厌后的解剖情况

（5）插入气管导管 右手以握笔式持导管从患者右口角沿着镜片插入口中，并对准声门，在患者吸气末（声门大开时）将其送入气管内，并请助手帮助将管芯拔出，继续将导管向前送入一定深度，插管时导管尖端距离中切牙通常为21～23cm。导管插入气管后，立即注入空气膨胀球囊至防止漏气的最小压力（压力计测压为20～30mmHg，一般不超过10ml的空气）。然后塞入牙垫或口咽通气道，退出喉镜。

（6）确认导管位置和深度 连接简易呼吸器通气，通过五点听诊法，即两侧肺尖、两侧肺底（两侧腋中线）和剑突下胃泡区，听诊双肺呼吸音是否对称。如正压通气时在剑突下闻及气过水声，考虑插入了食管；若左肺在插管后呼吸音降低，那么可能插入右主支气管，缓慢退出气管导管直到两侧听诊呼吸音对称。

（7）固定导管 用胶布以"8"字法将牙垫和气管导管固定于面颊。

（五）注意事项

1. 动作要轻柔，避免粗暴引起牙齿脱落或损伤口腔、喉部黏膜引起出血。

2. 选择合适的导管，7.0、7.5或8.0的气管插管适用于大多数成年人。小儿的气管插管型号可用如下方法推算：年龄/4+4=插管型号。小儿的小指末节宽度=插管的外径。

3. 防止气囊漏气、破裂对患者通气量的影响及气管导管滑脱。

4. 注意如果在调整好喉镜镜身位置后，不能观察到声带或会厌，可能是由于镜身插入过深或未能将其精确地放置于正中线所致。应慢慢地在正中线退出镜身，直至声带或会厌出现在视野中。如声门暴露不佳，可让助手给喉头施加一个稳定的向后、向上、向右的压力。

5. 固定后要记录插管深度、插管时间及管径大小，并拍胸部X线片，一般气管导管末端应位于气管中段，隆突上3～7cm。

6. 以下情况要警惕困难插管，制订好应急预案，包括准备插管的替代技术，如可视喉镜、纤维支气管镜等设备。

（1）患者既往有插管困难的病史、颈部活动度受限、腭部较小、通过开口牵拉舌而咽部结构可视度差、口腔开口受限、喉结与颏部较近等。

（2）解剖学畸形（如肿瘤、创伤或感染所致）、水肿、气道阻塞等。

（二）经鼻气管插管

1. 适应证 当患者张口困难，如颈椎不稳定、下颌骨折，颈部异常，颞下颌关节病变，口咽部感染，拟行口腔内插管妨碍手术。

2. 禁忌证 颅底骨折、出血倾向、鼻腔闭锁、鼻骨骨折、菌血症倾向（如心脏换瓣术后）等。

3. 操作方法

（1）术前仔细检查患者鼻腔有无鼻中隔偏曲、息肉及纤维瘤等现象，选择好合适的鼻孔。

（2）插管前先用麻黄碱和液体石蜡滴鼻。

（3）选择弹性好、较柔软的硅胶导管。

（4）适当应用诱导麻醉，但不宜太深。

（5）患者体位同上。将气管导管插入鼻孔经鼻送至咽喉部。插入导管长度相当于鼻翼至耳垂，使用咽喉镜暴露声门，继续将导管插入，使其进入声门，如有困难可用插管钳夹持导管前端（注意勿夹持套囊）并挑起，然后由助手协助将导管送入声门，确认导管在气管内后将其固定（图9-6）。

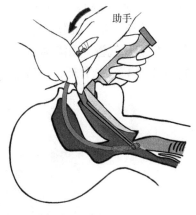
助手

图9-6 经鼻气管插管

（6）如插入后患者无法忍受，可适当加深麻醉，以免引起躁动呛咳。

二、气管切开术

气管切开术是在颈部中线切开气管并放入气管切开套管以保持患者呼吸通畅的一种技术，目的是防止或迅速解除呼吸道梗阻。气管切开可减少呼吸道解剖无效腔的50%，增加有效通气量，也便于吸痰、气管内滴药及加压给氧等。

（一）适应证与禁忌证

1. 适应证

（1）上呼吸道梗阻 包括急性咽喉部炎症、水肿，气管异物，喉、气管外伤伴软组织肿胀及骨折等原因引起的喉阻塞。

（2）下呼吸道分泌物阻塞 各种原因引起的昏迷、吞咽障碍、咳嗽反射受抑制、下呼吸道分泌物不能排出。

（3）辅助呼吸 已行气管插管，需较长时间应用呼吸机治疗者。

（4）预防性气管切开 某些头颈部、颌面部、口腔等部位的手术；为了便于气管内麻醉及防止血液、分泌物流入下呼吸道，可做预防性气管切开。

（5）以下情况推荐行气管切开术

1）颈椎骨折、脱位，颅底骨折、筛板骨折。

2）咽喉部烧灼伤、肿瘤或异物存留者。

3）喉头水肿、急性喉炎、喉头黏膜下血肿或插管创伤引起严重出血者。

2. 禁忌证

（1）严重出血倾向者。

（2）气管切开部位以下占位性病变引起的呼吸道梗阻者。

（二）操作方法

1. 体位　患者取仰卧位，肩背部垫一小枕，将患者头后仰并固定于正中位，使下颌、喉结、胸骨切迹在同一直线上，气管向前突出、暴露。若为小儿，需另一人固定其头部。严重呼吸困难不能平卧者，可取半卧位，头略向后仰。

2. 消毒铺巾及麻醉　颈部皮肤常规消毒后，操作者戴无菌手套，铺手术洞巾。用2%利多卡因溶液进行局部浸润麻醉，上始于甲状软骨，下止于颈静脉切迹。

3. 切口及分离组织　有横、纵两种切口，纵切口操作方便，横切口优点是术后瘢痕轻。横切口：以中线为中心，于胸骨切迹上3cm，沿颈前皮肤横纹做对称横切口，长4～5cm；纵切口：在颈前正中、环状软骨至胸骨切迹上方，长4～5cm，多用于紧急气管切开。分离皮肤组织，再沿路线切开颈浅筋膜，分离舌骨下肌群，将甲状软骨峡部向上推开，暴露气管。

4. 切开气管　暴露第3、4、5气管软骨环，用注射器穿刺第3、4软骨环之间，抽吸有气，切开第3、4或第4、5软骨环，一般常用尖刀由下向上挑开软骨环（图9-7）。

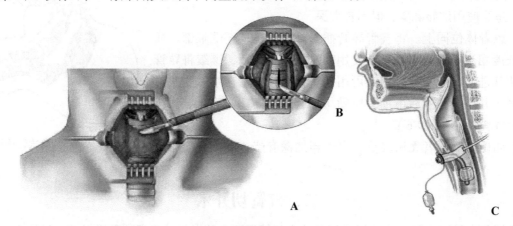

图9-7　气管切开操作步骤

A. 气管切开术切口；B. 挑开软骨环正中；C. 插入气管套管

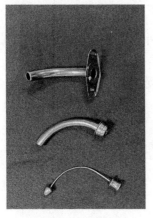

图9-8　气管导管

5. 插入气管套管　立即用气管撑开器撑开，将带有导芯的气管导管（图9-8）插入，快速拔出导芯，插入内套管。

6. 缝合固定　缝合皮肤切口，放置开口纱布块，垫于导管底板下，保护伤口。将套管的带子以外科结缚于颈后固定。

（四）注意事项

1. 采取头正中后仰位，使颏下点、喉结和颈静脉切迹三点保持在一条直线上，这样气管颈段也就保持在正中位，且位置表浅，便于操作，以免伤及颈总动脉。

2. 多在第3～5气管软骨环的范围内切开气管前壁，注意不要切得过深，以免刺伤气管后壁和食管。

3. 勿切环状软骨，以免术后发生喉狭窄。

4. 切开位置不可低于第5气管软骨环，以免伤及无名动脉或其他大血管。

经皮气管切开术

经皮气管切开术包括经皮扩张钳气管切开术（图9-9）和经皮牛角扩张气管切开术，相对于传统气管切开术，经皮气管切开不需要通过外科手术，而应用 Seldinger 技术和支气管镜引导，可以在床旁快速安全地进行，并发症少，远期并发症与传统气管切开术类似。

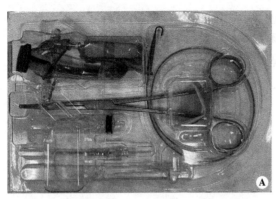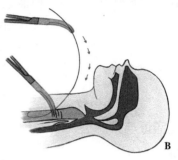

图9-9　经皮扩张钳气管切开

A.经皮扩张钳气管切开器械套装；B.导丝扩张钳的使用示意图

第3节　环甲膜穿刺术与环甲膜切开术

案例9-3

患者，男性，45岁，进食甜点（内含花生）后突发喘憋来诊。既往对花生过敏。患者在"120"急救车上呼吸停止，医生试图为其进行气管插管但观察其会厌明显肿胀。查体：昏迷状态，HR 80次/分，BP 90/60mmHg，球囊面罩通气下 SpO_2 67%，皮肤发绀。

问题：患者最适合的紧急处理措施是什么？

环甲膜穿刺术与环甲膜切开术是临床上对有呼吸道梗阻、严重呼吸困难的患者采用的急救方法。它可为气管切开术赢得时间，是现场急救的重要组成部分，它具有简便、快捷、有效的优点。

一、环甲膜穿刺术

（一）适应证与禁忌证

1.适应证

（1）急性上呼吸道梗阻者。

（2）喉源性呼吸困难（如白喉、喉头水肿等）者。

（3）头面部严重外伤者。

（4）气管插管有禁忌或无法行气管插管术者。

（5）3岁以下不宜行环甲膜切开术的小儿。

2.禁忌证　有明显出血倾向者和不能合作者。

（二）操作方法

1.体位　患者取仰卧位，去枕，肩部垫起，头向后仰。

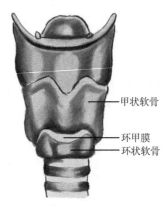

图9-10　环甲膜穿刺位置

甲状软骨

环甲膜
环状软骨

2. 局部消毒　术者用示指、中指固定环甲膜两侧，右手持注射针头（16号）注射器从环甲膜垂直刺入。

3. 针头刺入环甲膜后，可感到阻力突然消失或有落空感并能抽出气体，患者可出现咳嗽反射，随即上呼吸道阻塞的症状缓解（图9-10）。

（三）注意事项

1. 穿刺时进针不要过深，避免损伤喉后壁黏膜。

2. 回抽必须有空气，并确定中间在喉腔内才能注射药物。

3. 如穿刺点皮肤出血，干棉球压迫的时间可适当延长。

4. 术后如患者咳出带血的分泌物，嘱患者勿紧张，一般在1～2天即可消失。

二、环甲膜切开术

（一）适应证与禁忌证

1. 适应证

（1）呼吸困难伴不稳定颈椎骨折或脱位，用常规气管切开术可能加重病情者。

（2）突发呼吸困难或窒息，无气管切开器械或短时间内无法完成气管切开者。

（3）上呼吸道完全梗阻，无法实施气管插管的成年人。

2. 禁忌证

（1）喉部急性疾病，如喉部皮肤损伤或感染。

（2）声门下有炎症或新生物。

（3）气管插管时间较长者。

（二）操作方法

1. 患者取仰卧位，垫肩，头后仰，局部消毒，浸润麻醉或无麻醉。

2. 用左手示指摸清甲状软骨与环状软骨，固定皮肤，右手持刀在两软骨的凹陷处做一横切口，长2～3cm（图9-11）。

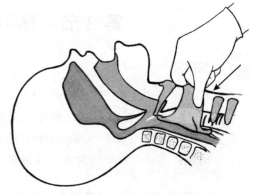

图9-11　环甲膜切开定位

3. 分离皮下组织，露出环甲膜，用刀横向切该膜1cm，并迅速用刀背旋转90°或用血管钳撑开切口，以保持开口通畅，迅速插入气管导管。

4. 安全固定导管，连接呼吸器或呼吸机，行机械通气，给予高浓度氧气。

（三）注意事项

1. 做切口时不可用力过猛，以免损伤气管后壁结构甚至穿孔等。

2. 切开部位应接近环状软骨的上缘，以免损伤环甲动脉吻合支。

3. 术中可能会引起出血、皮下或纵隔气肿、喉水肿、声带损伤等并发症，应注意预防。

❤ **医者仁心**　　　　　　　　　　大 医 精 诚

凡大医治病，必当安神定志，无欲无求，先发大慈恻隐之心，誓愿普救含灵之苦，若有疾厄求救者，不得问其贵贱贫富，长幼妍媸，怨亲善友，华夷愚智，普同一等，皆如至亲之想。

——唐·孙思邈

第4节　胸腔穿刺术及胸腔闭式引流术

案例9-4

患者，男性，93岁，主因进行性憋气3周来诊。患者3周前无诱因出现憋气，多于活动后加重，近1周出现夜间不能平卧且喜右侧卧位，伴双下肢水肿、尿量减少。既往有冠心病、高血压。查体：气管左偏，右肺叩诊浊音，听诊呼吸音低，未闻及干、湿啰音。

问题：考虑此患者最可能的诊断是什么？需要完善哪项检查以明确诊断？

一、胸腔穿刺术

胸腔穿刺术为常见的诊断和治疗手段之一，可明确胸腔内液体性质，同时抽取胸腔内的液体和气体可以减轻对肺的压迫，促进肺复张，并可进行胸腔内给药等。

（一）适应证与禁忌证

1.适应证

（1）抽取胸腔积液，检查积液的性质或做细菌培养、细胞学检查协助病因诊断。

（2）穿刺抽液、抽气，促进肺复张。

（3）向胸腔内注射药物。

2.禁忌证　出血性疾病或有严重出血倾向的患者。

（二）操作方法

1.体位　嘱患者取坐位面向椅背，两前臂置于椅背上，前额伏于前臂上。不能起床者，可取半坐卧位，患者前臂上举抱于头部。

2.穿刺部位　如果排气，选取患侧锁骨中线第2、3肋间为穿刺点；如为排液，一般选取肩胛线或腋后线第7、8肋间，有时也选腋中线第6、7肋间为穿刺点。穿刺前可进行超声定位，用记号笔在皮肤上做标记，也可在超声导引下进行穿刺。

3.麻醉　常规消毒穿刺皮肤，术者戴无菌手套，铺无菌洞巾。抽取2%利多卡因5～6ml，由穿刺点开始逐层进行浸润麻醉。边注射边回抽至见气体或胸腔积液，退出针头记录进入深度。

4.穿刺　血管钳夹闭穿刺针后，接橡皮管，右手示指、中指固定穿刺点皮肤，右手持穿刺针，与皮肤垂直沿肋骨上缘缓慢进入，感到针头的抵触感突然消失（有落空感），表明穿刺针已进入胸腔，连接50ml注射器，由助手松开橡胶管上的血管钳，后用血管钳紧贴胸壁固定穿刺针，即可抽取气体或液体并计量。穿刺过程中观察患者有无胸膜反应。

5.术后处理　穿刺点局部消毒，覆盖无菌纱布压迫，胶布固定。注意有无气胸、血胸、复张性肺水肿等并发症，必要时对抽取的液体做实验室检查。

6.张力性气胸在紧急情况下，如无相关设备可在胸腔穿刺针的尾部扎紧一个橡皮指套。末端剪一小口，制成活瓣排气针，患者吸气时指套塌陷，避免空气进入胸腔；呼气时，空气只能从指套小口排出。

（三）注意事项

1.抽液过多、过快时可引起急性复张性肺水肿，表现为咳嗽、气短甚至咳粉红色泡沫样痰，故首次抽液不宜超过800ml，以后每次不超过1000ml。

2.操作中应密切观察患者的反应，如有头晕、面色苍白、出汗、心悸、胸部压迫感或剧痛、晕厥等临床表现，立即停止抽液，可将患者平卧，吸氧并心电监护，必要时给予皮下注射0.1%肾上腺素

0.3～0.5ml，并对症补液。

3.严格无菌操作，操作中要防止空气进入胸腔，始终保持胸腔负压。

4.应避免在第9肋间以下穿刺，以免穿透膈肌，损伤腹腔脏器。

二、胸腔闭式引流术

胸腔闭式引流是胸部急危重症常用的急救技术，目的是排出胸腔内积气、积液，恢复和保持胸腔负压，维持纵隔的正常位置，促使患侧肺迅速膨胀。

（一）适应证与禁忌证

1.适应证

（1）用于穿刺排气难以达到治疗效果的张力性气胸或反复发作的气胸。

（2）单侧气胸，肺压缩50%以上者。

（3）脓胸。

（4）胸外科手术后或外伤情况下的液气胸。

2.禁忌证　结核性脓胸及癌性胸腔积液。

（二）操作方法

1.取仰卧位，于锁骨中线第2肋间（或腋中线第6～8肋间）处胸壁上做标记。

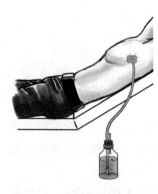

常规用3%碘酊、75%乙醇溶液消毒皮肤。术者戴无菌手套、铺无菌巾。以2%利多卡因在胸壁标记处自皮肤、皮下向肌层浸润麻醉。在注射针抽得气体或液体时，考虑已进入胸腔内，则退出注射针。选择一根适当的引流管，一端剪成弧形，距顶端1cm处再开一侧孔。

2.于皮肤浸润麻醉处切开1.5～2.0cm切口，以血管钳分离皮下组织、肌层直至胸腔，并扩大胸膜上的裂口。以血管钳夹住引流管弧形端经切口插入胸腔。将引流管与水封瓶连接，观察有无气体或液体溢出，如果引流通畅，将引流管深入胸腔3～4cm即可缝合皮肤切口并固定引流管，以免滑脱。切口以消毒纱布覆盖并用胶布固定。引流管必须垂直于皮肤，以免造成皮肤压迫性坏死（图9-12）。

图9-12　胸腔闭式引流示意图

（三）注意事项

1.保持管道密封　使用前严格检查引流管是否通畅和整个装置是否密闭，引流管及水封瓶有无裂缝，各连接处包括皮肤切口处均要求密封，以避免引流管漏气或滑脱，并按无菌操作原则安装，防止感染。水封瓶长玻璃管以进入水面下1～3cm为宜，在水平面处用胶布粘贴作为标记，以便观察和记录引流量。

2.保持引流通畅　水封瓶压力管中水柱的波动情况表示胸腔压力的高低，并提示引流管是否通畅。引流管通畅时，可见玻璃管中的水柱随呼吸上下波动，若无波动，表示引流管不通，应检查原因并及时处理。一般可通过挤捏使引流管通畅，所以应定时挤压引流管，并防止血块和纤维块堵塞。正常情况下，水柱波动幅度为4～6cm。

3.固定胸腔闭式引流管　将留有足够长度的引流管固定在床沿，以免因翻身、摆动和牵拉等引起疼痛或引流管脱出。搬运患者时，须将引流管关闭，以防引流管脱落、漏气或液体逆流。

4.预防胸腔感染　除严格执行无菌操作外，注意观察水封瓶中液体的量和性状。手术伤口每天消毒并更换敷料。如为脓胸患者，应每3天更换一次水封瓶，非脓胸患者则每7天更换一次。

5.拔管指征　胸腔无积液和积气后夹闭引流管观察24小时或术后仅引流少量淡黄色血清样渗液，听诊双肺呼吸正常，X线胸片提示肺复张良好，则可拔管。

链接

胸腔穿刺置管术

　　胸腔穿刺置管术是在传统胸腔穿刺术基础上利用 Seldinger 技术在胸腔内留置导管，方便对于肿瘤等原因所致的反复持续出现的大量胸腔积液患者进行引流、冲洗或注射药物，可以减少因反复穿刺导致的风险，同时减轻患者的痛苦。胸腔穿刺置管术具有安全性好、护理方便、创伤小和并发症少的特点。

第 5 节　中心静脉穿刺置管术

 案例 9-5

　　患者，男性，85岁，主因恶心、呕吐1日，发热4小时来诊。既往糖尿病多年，平素未规律诊治。查体：昏迷状态，T 40℃，P 120 次 / 分，BP 75/45mmHg，SpO_2 91%，皮肤发绀，末梢湿冷，双肺呼吸音清，心律齐，未闻及干湿啰音，腹软，全腹无压痛，肝区叩痛阳性，肠鸣音正常。血气分析：pH 7.45，PaO_2 68mmHg，$PaCO_2$ 17mmHg，乳酸 7.2mmol/L。血常规：白细胞 $21.23×10^9$/L，血小板 $34×10^9$/L，血红蛋白 129g/L。腹部超声提示肝脓肿。经过充分的液体复苏，患者仍存在低血压，拟给予去甲肾上腺素泵入治疗。

　　问题： 对于该患者最适合的血管通路是什么？

　　中心静脉穿刺置管术是危重症急救中常用的操作技术之一。颈内静脉、锁骨下静脉及股静脉由于管径粗、血流量大，需大量紧急输液、输血而外周静脉穿刺困难者，或静脉输入血管刺激药物、长期静脉营养支持者，可选用此术。另外，中心静脉穿刺还可测定中心静脉压（CVP），给急危重症患者的液体治疗提供可靠的依据。CVP的测定首选上腔静脉系统，避免腹内压升高对测量结果的影响。

一、适 应 证

　　1.各种原因导致的大出血、休克等需要快速、大容量复苏的患者。

　　2.需长期输液或静脉抗生素治疗及静脉营养的患者。

　　3.血流动力学不稳定，需通过测定CVP来指导液体治疗的患者。

　　4.外周静脉开放失败或难以成功的患者。

　　5.需进行血流动力学监测的患者。

　　6.需要输注对外周静脉有较强刺激的药物，如化疗药物等。

　　7.经导管安置心脏临时起搏器者。

二、禁 忌 证

　　1.血小板减少或其他凝血机制严重障碍者，避免进行锁骨下静脉穿刺，以免操作中误伤动脉引起局部大血肿。

　　2.局部皮肤感染者应另选穿刺部位。

　　3.血气胸患者避免行颈内及锁骨下静脉穿刺。

三、穿刺的途径

（一）穿刺部位的选择

　　1.通过颈内静脉、锁骨下静脉、股静脉及外周静脉等均可插入导管至中心静脉部位。

2. 股静脉穿刺有引起血栓性静脉炎和败血症的危险，如导管尖端未越过膈肌平面，实际测得的压力可能受腹腔内压干扰而影响中心静脉压的准确性。

3. 锁骨下静脉穿刺有较高的血气胸危险发生。

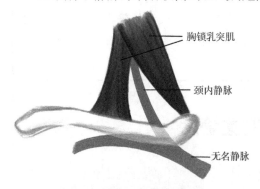

图 9-13　右侧颈内静脉解剖图

（三）锁骨下静脉

穿刺时患者头转向对侧，上肢自然垂于体侧并略外展，保持锁骨略向前，使锁肋间隙张开以便于进针。在锁骨中、外 1/3 交界处，锁骨下方 1.0～1.5cm 为进针点，针尖向锁骨胸骨端的后上缘前进。若未刺得静脉，可退针至皮下，针尖再向头端逐渐偏移穿刺（图 9-14）。在穿刺过程中，穿刺针应与胸壁呈水平位，尽量贴近锁骨后缘。此路穿刺容易穿破胸膜及肺，产生血气胸。穿刺者应根据自身技术掌握情况决定是否采用。

（四）股静脉

穿刺可在左右两侧进行，穿刺时穿刺侧下肢外展 45°，小腿弯曲。在腹股沟韧带中点下方 1.5～2.0cm、内侧 1.5～2.0cm 处进针，也可在动脉搏动内侧 0.5～1.0cm 处进针，针尖指向肚脐方向（图 9-15）。此处穿刺较易，且并发症较少，在急诊外周静脉开放困难又需紧急开放静脉通路时可首选。但对长期卧床患者不适宜。

4. 部分体位受限或烦躁患者，如仅需建立液体通路，股静脉是较好的选择。

（二）颈内静脉

右侧颈内静脉与无名静脉和上腔静脉几乎成直线，且左侧穿刺有损伤胸导管的可能，所以临床较多选择右侧颈内静脉穿刺（图 9-13）。颈内静脉与动脉伴行，穿刺困难时可采用动脉搏动点外侧 0.5～1.0cm 进针穿刺。一般以胸锁乳突肌三角顶端处作为进针点，穿刺针斜面向上，与皮肤成 30°～40° 在颈总动脉外侧穿刺。

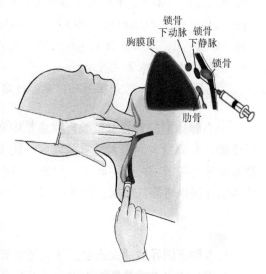

图 9-14　锁骨下静脉穿刺示意图

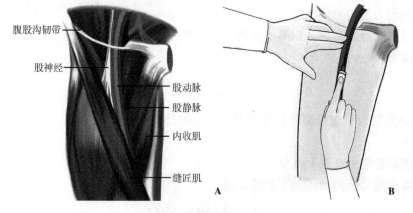

图 9-15　股静脉穿刺

A. 股静脉；B. 穿刺示意图

四、操作方法

（一）穿刺置管工具

中心静脉穿刺目前主要采用中心静脉穿刺包，根据需要选择成人或婴幼儿型号及单腔、双腔或三腔穿刺包。器材主要包括套管针、穿刺针、导丝等。

（二）穿刺置管技术

对于不同的静脉穿刺，其插管技术基本上是一致的，均为Seldinger技术。

1. 根据不同入路摆放体位，显露穿刺点，如行颈内静脉穿刺可适当取头低足高位，便于颈内静脉扩张，有利穿刺。

2. 戴无菌手套，消毒皮肤、铺巾。消毒范围为穿刺点为中心周围15cm。

3. 穿刺点局部麻醉。

4. 根据不同的穿刺点用注射器试探性穿刺，确认静脉，并认准穿刺点、角度、深度及方向。

5. 用穿刺针进行穿刺，边进针边回抽血，抽到静脉血表示针尖位于静脉。如穿入较深，针尖已穿破静脉，则可慢慢退出，边退针边回抽，当血液回抽十分通畅时，固定好穿刺针位置，不可移动。

6. 经穿刺针导丝放置入口（多见于针尾）放置导丝，股静脉穿刺一般放置25cm处，或基本确定导丝留置于血管内10～15cm处，颈内静脉穿刺时应避免导丝置入过深接触心肌导致心律失常。退出穿刺针，压迫穿刺点，同时擦净导丝上的血迹。退穿刺针时应防止导丝同时退出，一般在穿刺针退至皮肤时，可用左手固定导丝。然后根据需要插入皮肤扩张器扩开皮肤。扩皮时需绷紧皮肤，扩皮深度为2cm即可。

7. 将导管套在导丝外面，导管尖端靠近穿刺点时，导丝必须伸出导管尾端，用手拿住并将导管与导丝一起部分插入，待导管进入静脉后，边退导丝边插导管，插入深度根据患者及穿刺点部位不同而异，颈内静脉穿刺深度为穿刺点到胸骨角的直线距离。退出导丝时注意封闭导管末端，避免空气进入。回抽血液通畅，用肝素生理盐水冲洗封管，缝针固定，覆盖敷贴。锁骨下及颈内静脉须行X线胸片确认导管末端位置（位于上腔静脉靠近右心房水平）方可连接输液，股静脉则不必行X线胸片确认。

> **链接**
>
> ### 外周中心静脉导管
>
> 用于外周静脉穿刺的外周中心静脉导管（peripherally inserted central venous catheter，PICC），是经过肘部的肘正中静脉、贵要静脉、头静脉等进行穿刺，在超声导引下通过Seldinger技术，沿血管走向直至上腔静脉的一种经皮血管穿刺置管术。通常适用于静脉输液治疗超过7天的患者。它的材质柔软、易曲、耐用，并且不会形成血栓，适合较长时间使用。

第6节 动脉穿刺置管术

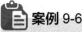 **案例9-6**

患者，男性，75岁，因重症社区获得性肺炎在急诊留观治疗。因病情危重，已给予气管插管及呼吸机辅助通气治疗。患者同时合并脓毒症休克，需给予去甲肾上腺素持续泵入。患者既往存在脑梗死继发癫痫反复发作，肢体抽搐，无创血压监测血压波动在200/120mmHg至70/50mmHg，患者指端发绀、湿冷。

问题：综合患者全身情况，对其最适宜的血压监测方式是什么？

动脉穿刺置管术主要用于有创血压监测、紧急动脉输血及部分急危重症患者抢救经动脉给药，方法简单，便于急救，在临床诊疗中的应用日益广泛。

一、适 应 证

1. 急危重症、严重低血压或休克、心肺复苏术后、血流动力学不稳定的患者。

2. 需经动脉输血、输液、药物治疗进行抢救的患者。

3. 需反复采取动脉血样的患者，如血气分析，为减少采取动脉血样本的困难，以及频繁动脉穿刺引起的不适和损伤，可作动脉内置管，其既可对血流动力学进行监测，又可在患者稳定状态下采样，提高测量数据的准确性。

4. 行选择性动脉造影或介入治疗等，也需根据具体状况行动脉穿刺。

5. 心内直视手术，血管外科及颅内手术，心、肝等重要器官移植手术，术中血流动力学波动大的手术患者。

6. 术中需进行血液稀释、控制性降压的患者。

二、置管途径

动脉穿刺主要集中在周围浅表动脉，部分手术可根据需要选择大动脉穿刺。周围浅表动脉只要内径够大、可扪及搏动，均可穿刺置管。具体选用何处动脉要结合患者治疗需要、局部动脉通畅情况、预计留置导管的时间等因素综合考虑，如为急诊手术尚需结合手术部位、麻醉和手术时患者体位等因素来决定穿刺部位。一般选择桡动脉、肱动脉、股动脉、足背动脉和腋动脉为穿刺部位。

由于左侧桡动脉位置表浅，相对固定，穿刺置管比较容易，临床最常选用。桡动脉插管可引起局部动脉阻塞，为避免其远端发生缺血性损害，桡动脉穿刺置管前必须行艾伦（Allen）试验（血管通畅试验）。

三、置管技术

动脉穿刺置管分为经皮动脉穿刺置管和直视动脉穿刺置管两种方法，经皮动脉穿刺分为直入法和贯穿法两种。

1. 经皮动脉穿刺置管　常选用左侧桡动脉，Allen试验阴性。选用成人或小儿外套管穿刺针。穿刺时嘱患者仰卧，左上肢外展平直放于托手架上，腕部垫高使腕背伸，拇指保持外展，消毒铺巾，保持无菌技术，局部麻醉（最好只行皮内麻醉）。

（1）直入法　穿刺者右手持针，于腕横线桡骨茎突旁桡动脉搏动最明显处进针。在左手示、中指摸清桡动脉搏动行踪的引导下向动脉进针。一般穿刺针与皮肤成30°～45°，针尖抵达动脉表面时略带冲击的力量将针尖刺入动脉，此时有鲜红的血液喷射至针蒂，表明针已进入动脉。再进针少许，使外套管进入动脉内，此时一手固定内针，另一手捻转并推进外套管，在无阻力的情况下将外套管送入动脉腔内。拔出内针，有搏动性血流自外套管喷出，证实外套管位置良好，即可连接测压装置。

（2）贯穿法　穿刺针在左手示、中指摸清桡动脉搏动行踪的引导下向动脉进针，直接穿透动脉，拔出内针，针套尾端连接内含肝素水的注射器，边回抽边缓慢拔退外套管，当有血液溅出时，保持外套管与血管走向一致，捻转推进外套管，成功后即可连接测压装置。固定穿刺针及测压装置。经皮桡动脉穿刺成功率与动脉搏动强弱和技术熟练程度有关。

2. 直视动脉穿刺置管　遇有桡动脉搏动微弱、休克、低心排血量和经皮动脉穿刺失败的患者，则可考虑切开皮肤，显露桡动脉，明视穿刺置管。方法是在上述穿刺部位做长约1cm的纵切口，暴露桡动脉后在桡动脉深面放置一根4号丝线，不结扎，仅作远端血流阻断和牵引用，直接用外套管穿刺针进行穿刺均能成功。

艾伦试验

1. 患者若手部寒冷，应先将手浸于温水中，使动脉搏动更明显，且便于察看手掌部的颜色。

2. 测试者用手指压迫尺桡动脉，终止血流；嘱患者将手举过头部并做握拳、放松动作数次，然后紧紧握拳。

3. 保持对桡动脉的压迫，松开对尺动脉的压迫，嘱患者将手下垂，并自然伸开。观察手掌部颜色由苍白转红的时间。若尺动脉畅通和掌浅弓完好，转红时间多在3秒左右，最长也不超过6秒。若颜色恢复延迟至7～15秒为可疑，说明尺动脉充盈延迟、不畅。当手部颜色在15秒以上仍未变红，说明尺动脉血供有障碍。

4. 测定桡动脉通畅情况可重复以上试验，用压迫尺动脉代替对桡动脉的压迫。艾伦试验阳性者不能行该侧桡动脉穿刺。

第7节 洗 胃 术

案例 9-7

患者，女性，64岁，因1小时前与家人争吵后口服84消毒液50ml来诊。既往体健。患者烦躁，情绪激动，频繁恶心、呕吐暗红色血性胃内容物，感胸骨后疼痛伴烧灼感。查体：神清，双肺呼吸音粗，未闻及湿啰音，心律齐，腹软，剑下压痛，肠鸣音正常，双下肢不肿。

问题：此患者是否可以洗胃？

洗胃术是指将一定成分的液体灌入胃腔内，混合胃内容物后再抽出，如此反复多次，其目的是清除胃内未被吸收的毒物或清洁胃部，为胃部手术检查做准备。①催吐洗胃术，呕吐是人体排出胃内毒物的本能自卫反应。因催吐洗胃术简便易行，对于口服毒物不久且意识清醒的急性中毒患者（除腐蚀性毒物、石油制品及食管静脉曲张及上消化道出血等），是一种现场急救有效的自救互助措施。②胃管洗胃术，就是将胃管从鼻腔和口腔插入，经食管到达胃内，先吸出毒物后注入洗胃液，并将胃内容物排出，以达到消除毒物的目的。口服毒物的患者有条件时应尽早插胃管洗胃，不受时间限制。对口服大量毒物在4～6小时者因排毒效果好且并发症较少，应首选这种洗胃方法。也有人主张即使超过6小时也要洗胃。

一、适 应 证

1. 催吐洗胃术 清醒、具有呕吐反射，且能配合的急性中毒者，应首先鼓励口服洗胃且无胃管时在现场自救。

2. 胃管洗胃术 催吐洗胃术无效或有意识障碍，且不合作、需留胃液标本送毒物分析者，应首选胃管洗胃术。凡口服中毒无禁忌证者，均应采用胃管洗胃术。

二、禁 忌 证

1. 催吐洗胃术 意识障碍者；抽搐、惊厥控制之前；患者不合作，拒绝饮水者；服腐蚀性毒物及石油制品等急性中毒合并有上消化道出血、主动脉瘤、食管静脉曲张等者；孕妇及老年人。

2. 胃管洗胃术 强酸、强碱及其他对消化道有明显腐蚀作用的毒物中毒，伴有上消化道出血、食管静脉曲张、主动脉瘤、严重心脏疾病等患者；中毒诱发惊厥未控制、因饮酒致呕吐反射亢进，插胃管时容易发生误吸，所以慎用胃管洗胃术。胃管洗胃术包括胃管抽吸洗胃术、漏斗胃管洗胃术及电动吸引洗胃术。

三、操 作 步 骤

（一）口服催吐法

让患者口服洗胃液1000～1500ml，用压舌板刺激咽部，引起呕吐，如此反复进行，直至胃内容物洗净为止。

（二）胃管洗胃法

1. 协助患者取坐位、斜坡卧位或侧卧床，有活动性义齿者应取出。将治疗巾铺在胸前，并予以固定。污水桶放于头部床下，置弯盘于患者口角处。

2. 胃管前端涂液体石蜡，由口腔插入，随吞咽动作将胃管送入50～55cm，缓慢送入胃内，先抽尽胃内容物，必要时留标本送检。证实胃管确在胃内后即可洗胃，若出现呼吸困难时，应将胃管拔出重插。

3. 确定胃管在胃内之后，灌注洗胃液（一般每次300ml），然后引出洗胃液，如此反复多次，直到洗净为止。

4. 洗毕，将胃管拔出。拔管时，要先将胃管反折或将其前端夹住，以免管内液体误入气管。整理用物并消毒，记录灌洗液和洗出液的总量和性质。

四、注 意 事 项

1. 当中毒性质不明时，应抽出胃内容物送检，洗胃液可选用温开水或等渗盐水，待毒物性质明确后，再采用拮抗剂洗胃。

2. 每次灌入量以500ml为限，如果过多有导致液体从口鼻腔内涌出而引起窒息的危险。由此也可导致胃内压升高，增加毒物的吸收；也可引起迷走神经兴奋，导致反射性心搏骤停，心肺疾病患者更应谨慎。

3. 洗胃过程中如有阻碍、疼痛，流出液有较多鲜血或出现休克征象，应立即停止洗胃。洗胃过程中，随时观察患者呼吸、血压、脉搏的变化。

4. 幽门梗阻患者洗胃需记胃内滞留量。服毒患者洗胃后，可酌情注入50%硫酸镁溶液30～50ml或25%硫酸钠溶液30～60ml导泻。

自动洗胃机

自动洗胃机是目前临床上最常用的洗胃装置。它可自动完成向胃内冲洗药液和吸出胃内容物的洗胃过程，能达到快速、彻底清除胃内容物的目的（图9-16）。

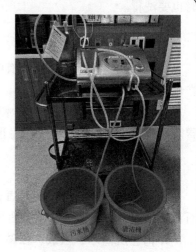

图9-16　自动洗胃机

（冯莉莉　朱大卫）

一、心电监护技术

心电监护技术适用于病情危重需要进行持续监测心率、心律、体温、呼吸、血压、经皮动脉血氧饱和度、血流动力学等项目的患者。

1. 心电监测 主要反映心脏激动过程中的电活动指标，能够及时发现和识别心律失常。心肌梗死、冠状动脉供血不足、药物及电解质紊乱等均可导致心电波形特征性改变。

三导联电极片粘贴位置（图10-1）：右上导联（RA），右锁骨中线下；左上导联（LA），左锁骨中线下；左下导联（LL），左锁骨中线第6、7肋间。

五导联电极片粘贴位置（图10-2）：右上导联（RA），胸骨右缘锁骨中线第1肋间；右下导联（RL），右锁骨中线剑突水平处；中间导联（C），胸骨左缘第4肋间；左上导联（LA），胸骨左缘锁骨中线第1肋间；左下导联（LL），左锁骨中线剑突水平处。粘贴电极片前，保证皮肤干净，避免心电图波形受到干扰，保证电极片与皮肤紧密接触，粘贴电极片时要避开电除颤位置。电极片连续应用72小时后需更换粘贴位置。

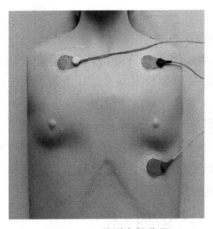 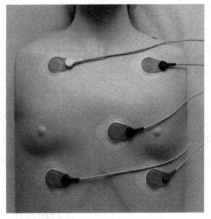

图10-1 三导联电极位置　　　　　图10-2 五导联电极位置

2. 经皮动脉血氧饱和度（SpO₂）监测 SpO_2与动脉血氧分压（PaO_2）相关性高，临床应用广泛。观察其波形变化并根据病情设置报警界限。SpO_2传感器放置不应与血压监测在同一侧肢体，每隔2小时观察SpO_2监测部位的末梢循环情况和皮肤情况，并更换SpO_2传感器安放位置，避免影响SpO_2监测效果。

3. 无创血压监测 是利用电子压力传感器测量无创血压，即在袖带缓慢放气时检测振荡的血流。一般采用上肢测量，排尽袖带内空气，注意部位为袖带下缘距肘窝2～3cm，松紧度以能放入一指为宜，袖带连接管对齐肱动脉搏动点，与心脏位置处于同一水平。根据病情或医嘱设定血压测量间隔时间和报警界限。测量方式分为自动测量和手动测量。对于连续监测无创血压的患者，病情允许时，建议每6～8小时更换监测部位一次，防止连续监测导致皮肤受损或因静脉回流障碍而导致肢体水肿。不要在静脉输液或有动脉置管、PICC、动静脉瘘的肢体上进行无创血压测量，防止因袖带充气导致输液速度减慢或停止、穿刺导管周围组织和动静脉瘘损伤。

二、中心静脉压监测技术

中心静脉压（central venous pressure，CVP）是腔静脉与右心房交界处的压力，是反映右心前负荷的指标。中心静脉压对补液的速度及量、防止心脏过度负荷及应用利尿药等具有重要的指导意义。CVP作为一个压力指标，受心脏功能、机械通气、胸腔内压、血管情况及液体量等多种因素的影响。

（一）临床意义

1. 正常值 CVP的正常值为5～12cmH$_2$O，低于5cmH$_2$O表示心室充盈欠佳或血容量不足，高于12cmH$_2$O提示右心功能不全，但CVP不能完全反映左心功能。

2. 影响CVP的因素

（1）病理因素 CVP升高见于心力衰竭、心房颤动、支气管痉挛、补液过量、纵隔压迫、张力性气胸及血胸、心脏压塞、腹内压增高等。CVP降低的原因有失血和脱水引起的低血容量及周围血管扩张等。

（2）神经体液因素 交感神经兴奋，儿茶酚胺、抗利尿激素、肾素和醛固酮等分泌增加，血管张力增加，使CVP升高。某些血管活性物质可使血管扩张，血容量相对不足，CVP降低。

（3）药物因素 快速输液、应用血管活性药物时，CVP明显升高；用扩血管药或心功能不全患者用洋地黄等强心药后，CVP下降。

（4）其他 患者躁动、机械通气等因素可使CVP升高；麻醉过深或椎管内麻醉时血管扩张，CVP降低。

（二）注意事项

1. 严格遵守无菌操作，确保连接管牢固，保持穿刺点清洁干燥。

2. 确定导管位置是否正确，测定CVP时导管尖端必须位于右心房或近右心房的上、下腔静脉内，可通过插管后X线片判断导管位置。患者改变体位后要重新校对零点，零点置于腋中线第4肋间平右心房水平。

3. 咳嗽、吸痰、呕吐、躁动、抽搐均影响CVP值，应在安静后10～15分钟测量。

4. 加压袋的压力维持在300mmHg，使生理盐水持续冲洗测压管道，以保持导管通畅，抽血后应立即冲洗导管，避免管腔内有残留血渍。每天更换冲洗生理盐水，定期更换压力换能器。疑有管腔堵塞时不能强行冲注生理盐水，需停止监测CVP，以防血栓栓塞。

三、有创动脉血压监测技术

有创动脉血压监测是重症患者血流动力学监测的主要手段之一。有创动脉血压监测技术是将动脉导管置入动脉内直接测定血压，其监测过程能直观、连续、及时、动态地反映患者血压的波动情况。适用于各种原因所致休克、应用血管活性药物、低温麻醉和控制性降压、需反复抽取动脉血标本行血气分析、严重创伤和多器官功能障碍综合征、监测无创血压困难的患者。

（一）临床意义

1. 可提供准确、连续的动脉血压数据。

2. 为动脉血气标本的留取提供了便利。

3. 通过动脉血压波描记并计算压力上升速率，可反映心肌收缩情况。心功能正常的患者压力上升速度最高达1200mmHg/s。

（二）注意事项

1. 管路维护

（1）妥善固定套管、延长管及测压肢体，防止导管受压、扭曲或意外脱管。

（2）动脉置管后，观察有无渗血，如有明显渗血应用无菌纱布覆盖穿刺点，48 小时后更换敷料，必要时给予加压包扎，如无渗血可直接给予透明敷料覆盖，每周更换。

（3）压力换能器位置应平腋中线第4肋间水平，确保三通管方向正确、数值读取正确。

（4）保持加压袋300mmHg的压力，使生理盐水以3ml/h的速度持续冲洗导管。经测压管抽取动脉血后，均应立即用生理盐水进行快速冲洗，以防凝血。

（5）在校零、取血等操作过程中严防气体进入动脉内造成空气栓塞。

（6）测压装置中的延长管不宜长于100cm，直径应大于0.3cm，质地硬，以防压力衰减。

2. 严格执行无菌操作

（1）置管过程中应严格执行无菌操作；保持穿刺部位的无菌及敷料完整。

（2）经测压管抽取血标本时，接头处应严格消毒，测压管道系统始终保持无菌状态。

（3）置管时间一般不超过7天，一旦发现感染迹象应立即拔除导管。

3. 预防并发症

（1）远端肢体缺血　密切观察穿刺侧远端手指的颜色与温度，当发现有缺血迹象如肤色发白、发凉或有疼痛感等异常变化时，应及时告知医生并拔管；固定导管时，切勿环形包扎或包扎过紧。

（2）局部血肿　如穿刺处出现血肿，应立即拔除导管，压迫止血10分钟以上，必要时局部加压包扎30分钟。

四、呼吸机的应用

危重患者应用呼吸机以维持适当的通气量，改善气体交换，减少呼吸肌做功，通常用于通气异常、呼吸肌功能不全或衰竭、严重低氧血症等患者。一般认为，机械通气没有绝对禁忌证。

（一）临床意义

1. 维持安全及有效的通气　要实施连续、严密的监测，保持呼吸机报警系统正确开启。患者床旁常备简易呼吸器、氧气装置及吸痰装置，以便急救时应用。

2. 维持足够的氧供及通气

（1）须调节呼吸机各项参数，定时核对呼吸机的设置参数。

（2）须密切观察患者对正压通气的反应，包括皮肤颜色、血气分析结果、肺部听诊结果等。为确保患者在接受机械通气时能很好地人机配合，必要时给予适当镇静剂。

（3）加强气道湿化，按需吸痰，以保证气道通畅。患者需定时更换体位，可增加肺内通气血流比例，促进痰液排出。

（4）在机械通气期间，如果患者出现缺氧或通气困难时，及时寻找原因并处理。

3. 人机对抗表现　发现下述表现，应紧急处置。

（1）无法解释的气道高压报警或低压报警，或气道压力表指针摆动明显。

（2）潮气量非常不稳定，高低起伏，忽大忽小。

（3）清醒患者出现烦躁不安，不能耐受。

4. 及时处理呼吸机报警　常见报警原因如下。

（1）气道高压　人工气道是否完全阻塞、是否可进行清理；患者是否咳嗽，呼吸道内是否有分泌物积聚；患者是否咬管，人工气道是否打折，呼吸回路是否通畅；呼吸道阻力是否增高，顺应性是否降低；是否存在人机失调；是否存在内源性呼气末正压（PEEP）。

（2）气道低压　检查呼吸管路是否脱开；检查是否漏气，包括人工气道（尤其是气囊）、呼吸机管路、胸腔引流；若连接近端压力传感器，检查是否脱开、是否阻塞。

（3）低呼气末正压、持续气道正压　低PEEP报警界限的设定是否低于PEEP水平；患者是否表现为用力吸气；其余同低压报警的处理。

（4）窒息　检查患者的呼吸是否停止；窒息报警设定是否合适：窒息时间和窒息通气设定；触发设定是否合适，患者是否可成功触发呼吸机送气；是否存在漏气；压力和流量传感器的工作是否正常。

（5）气源或电源　检查气源压力和气源连接；检查供电和电源连接；检查保险丝；尝试报警复位（按压Reset键）；上述处理后若持续报警，应更换呼吸机。

（二）注意事项

1. 加强气道管理　①做好管路固定，防止导管脱出；②每4小时监测一次气囊压，防止漏气或气管内壁黏膜受压缺血坏死；③加强气道湿化，保持气道通畅；④按需吸痰，严格无菌操作，减少呼吸机相关性肺炎的发生；⑤观察与人工气道有关的并发症，如人工气道阻塞、气囊漏气、气管内壁受损或非计划拔管等。

2. 维持足够的心脏输出及组织灌注　①间歇正压通气会导致胸腔内压力增高，使心脏血液的回流减少，心排血量降低；②定时观察患者的血压、心率、心律、尿量及外周组织灌注，及早发现对心血管系统的影响。

3. 防止误吸及相关并发症　①留置鼻胃管以引流过多的胃内容物及减轻胃胀气；②床头抬高＞30°，防止误吸；③尽早给予胃肠内营养，确保患者能够摄取足够的营养。

4. 胸部物理治疗　根据患者病情，选择合适的治疗方法和治疗强度。①体位引流：定时为患者更换患者体位，可增加肺内通气血流比例，促进肺内痰液的排出；②胸部振动排痰：利用振动排痰仪或排痰背心辅助患者振动排痰，促进痰液排出；③咳嗽训练：指导患者有效咳嗽排出痰液；④肺扩张治疗：深吸气训练、间歇正压通气（IPPV）。

5. 康复治疗　根据患者病情进行呼吸康复训练、肢体康复训练。

6. 提供足够心理支持　给予患者充分解释，与患者保持有效的沟通。必要时，给予镇静剂，以减轻患者的痛苦和焦虑，使其更好地休息。

7. 呼吸机相关性肺炎的预防及集束化管理　①严格执行手卫生；②严格无菌操作，进行气管内吸痰，有效清除气道内分泌物；③患者床头抬高30°～45°；④做好声门下分泌物吸引；⑤定时监测气囊压；⑥按时做好口腔护理；⑦定期更换呼吸机管路，如在使用过程中管路有明显的污染，则随时更换。

（冯莉莉）

参考文献

陈孝平，汪建平，赵继宗，2018.外科学.9版.北京：人民卫生出版社.

葛均波，徐永健，王辰，等.2018.内科学.9版.北京：人民卫生出版社.

李春盛，2015.急诊医学.2版.北京：高等教育出版社.

秦啸龙，申文龙，2018.急诊医学.4版.北京：人民卫生出版社.

任引津，张寿林，倪为民，2003.实用急性中毒全书.北京：人民卫生出版社.

沈洪，刘中民，2018.急诊与灾难医学.3版.北京：人民卫生出版社.

张松峰，2013.急诊医学.3版.北京：科学出版社.